Edward H. Bedrossian / Richard R. Schmidt
Robert C. Della Rocca / Bradley N. Lemke

Anatomy of the Eyelid, Orbit, and Lacrimal System
A Dissection Manual

眼睑、眼眶和泪道系统
解剖手册

编　著　〔美〕　爱德华·H. 贝德罗西安

理查德·R. 施密特

罗伯特·C. 德拉·罗卡

布拉德利·N. 莱姆克

主　审　孙丰源

主　译　喻长泰　涂惠芳

U0339300

天津出版传媒集团
天津科技翻译出版有限公司

著作权合同登记号：图字：02-2023-221

图书在版编目(CIP)数据

眼睑、眼眶和泪道系统解剖手册 / (美) 爱德华·H.
贝德罗西安 (Edward H. Bedrossian) 等编著；喻长泰，
涂惠芳主译. -- 天津：天津科技翻译出版有限公司，
2025. 1. -- ISBN 978-7-5433-4598-0

Ⅰ. R322.9-62

中国国家版本馆 CIP 数据核字第 2024J5Y977 号

First published in English under the title
Anatomy of the Eyelid, Orbit, and Lacrimal System: A Dissection Manual
edited by Edward H. Bedrossian Jr, Richard R. Schmidt, Robert C. Della
Rocca and Bradley N. Lemke
Copyright © Edward H. Bedrossian Jr, Richard R. Schmidt, Robert C.
Della Rocca and Bradley N. Lemke, 2022
This edition has been translated and published under licence from Springer
Nature Switzerland AG.

授权单位：Springer Nature Switzerland AG

出　　　　版：天津科技翻译出版有限公司

出 版 人：方　艳

地　　　址：天津市和平区西康路 35 号

邮政编码：300192

电　　话：(022)87894896

传　　真：(022)87893237

网　　址：www.tsttpc.com

印　　刷：天津新华印务有限公司

发　　行：全国新华书店

版本记录：890mm×1240mm　32 开本　5.25 印张　200 千字
　　　　　2025 年 1 月第 1 版　2025 年 1 月第 1 次印刷
　　　　　定价：58.00 元

(如发现印装问题，可与出版社调换)

主审简介

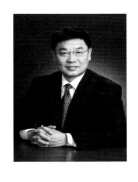

孙丰源　博士研究生导师,国务院特殊津贴专家,政府授衔眼眶病专家,首届天津名医。天津医科大学眼科医院原副院长,眼眶病研究所所长,眼眶病首席专家、学科带头人。现任爱尔眼科医院集团眼眶病眼肿瘤学组组长,爱尔眼科四川省区常务副总院长,四川眼科医院院长。中华医学会眼科学会委员,中华眼科学会眼整形、眼眶病学组副组长,中华内镜专业技术委员会常务委员,中国超声医学眼科学会主任委员,天津眼科学会副主任委员,眼眶学组组长。《中华眼科杂志》等10余种杂志社编委,亚太眼眶、眼整形学会理事,中国海外留学生欧美同学会理事,荷兰阿姆斯特丹大学眼眶中心客座教授,国家自然科学基金评审专家。九三学社社员,九三学社天津市委员会副主任,九三学社天津市委员会医卫工委主任,中国人民政治协商会议第11届、12届全国委员,政协全国医卫文体委员会委员,天津市纪律检查委员会特邀监察员,第十三届全国人大代表。

从事眼肿瘤、眼眶病临床工作40多年,曾留学于日本、荷兰等国家,在欧美等多国进行学术交流。诊治各种眼眶病近万例,发表论文200余篇,主编《眼眶病》等专著8部,参编20余部。获国家科技进步奖二等奖1项,天津市科技进步奖二等奖3项,培养博士研究生、硕士研究生60余名。承担国际合作、国家行业专项基金、自然科学基金项目多项。研究方向为眼眶病、眼肿瘤、眼科影像,以及甲状腺相关眼病等。

主译简介

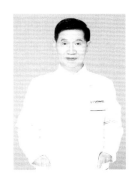

喻长泰　主任医师,教授,爱尔眼科医院集团湖北省区名誉总院长。

学术任职:中华全国眼科学会第六届、第七届委员会委员;湖北省眼科学会第四届、第五届委员会主任委员;湖北省防盲办公室第一届、第二届主任;《眼科实践与研究》杂志主编;撰写和发表学术论文 30 余篇,主编出版了 6 部眼科学术专著。参编中华医学会主编的《医家金鉴:眼科学卷》眼科卷,3 项科研成果通过省科委、省卫生厅主持的鉴定并获奖,1998 年获首届中华眼科学会奖,2002 年获湖北省人民医院金质荣誉勋章。

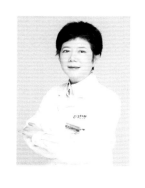

涂惠芳　主任医师,爱尔眼科医院集团眼整形学组组长,爱尔眼科医院集团湖北省区眼眶与眼整形学组组长,眼睑、眼眶病/眼整形美容科主任,眼睑眼眶病/眼整形美容科手术医生。

从事眼科工作 30 余年,撰写和发表论文 20 余篇,参与主编《临床眼整形与重建手术学》《临床眼科手术学》等专著。曾赴北京、上海等地,以及远赴韩国、美国交流学习眼部整形、眶周整形及中面部年轻化等技术。擅长 Kiss 法重睑术,埋线重睑、内外路眼袋等微创手术,对失败的重睑、复发上睑下垂等的修复有丰富经验,在年轻化(激光、肉毒、玻尿酸的应用)、中面部提升、眼袋祛除术等整形方面有着深刻的见解。对各类疑难眼睑疾病、眼睑畸形、眼睑重建及眼眶肿瘤、眼眶骨折、甲状腺相关眼病眶减压等手术均经验丰富,年手术量千余台。主持多项科研课题,多次主办湖北省眼整形继续教育活动。

译者名单

主　审

　　孙丰源　四川眼科医院

主　译

　　喻长泰　武汉大学附属爱尔眼科医院

　　涂惠芳　武汉大学附属爱尔眼科医院

译　者（按姓氏汉语拼音排序）

　　杜　薇　汉阳爱尔眼科医院

　　焦　峰　武汉大学附属爱尔眼科医院

　　黎冬平　汉口爱尔眼科医院

　　陆秀兰　武汉大学附属爱尔眼科医院

　　王育红　汉口爱尔眼科医院

　　谢杨杨　武汉大学附属爱尔眼科医院

　　杨　帆　武汉大学附属爱尔眼科医院

　　张　将　武汉大学附属爱尔眼科医院

　　赵　敏　湖北爱尔眼科医院

翻译组秘书

　　明　维　武汉大学附属爱尔眼科医院

　　于乾隆　爱尔眼科医院集团

　　黄　璐　爱尔眼科医院集团

　　赵　耀　爱尔眼科医院集团国际交流与合作部

中文版序言

受邀作序,虽感诚恐,欣然受命。

解剖不仅是医学的基础,也是临床医学的必修课,解剖与临床密不可分,是临床医生的基本功,掌握清晰熟练的解剖知识是一名优秀医生的基本标志。

眼睑、眼眶、泪道疾病是眼部疾病的难点之一。眼睑位置独特,是容貌的重要组成部分;眼眶位置深在,其解剖更加精细重要,是视觉重要生理功能的执行者,就像一棵植物的根!然而,诊治眼睑、眼眶等组织结构的疾病,特别是临床手术操作,毫无疑问解剖是基础。

目前,可以读到的临床解剖文献和书籍,多为文字和示意图的形式,而以实体解剖描述的较为少见。由 Bedrossian 等教授编著的《眼睑、眼眶和泪道系统解剖手册》,通过实体解剖的方式,以分层的手法,从前至后,从表浅到深部展示各个解剖结构,特别是在眼眶解剖中,以最为重要的上部入路和外侧入路两种手术入路,逐一展示了眶内各种解剖结构,这种以进入眼眶来依次展示解剖结构进行讲解的方法,对于手术操作极为重要。因此,可以说这种方法更接近临床,实用价值更高。

喻长泰教授是我国眼眶病眼整形专业的著名教授,具有深厚的理论功底和丰富的实践经验。涂惠芳教授所带领的团队,长期奋战在临床一线,具有丰富的临床经验。二位教授领衔的译者团队,在丰富的临床技术和深厚的英语功底的双重作用下,相信一定能更加准确、翔实地翻译好本书,使广大读者更为方便的阅读和使用。

最后,热烈祝贺这本译著的出版面世!愿本书能成为广大读者的良师益友,为促进本领域的临床技术进步发挥更大的作用。

孙丰源

2024 年 9 月 25 日

中文版前言

　　眼整形外科涵盖了眼睑、眼眶及泪道系统,是眼科和整形外科的融合。随着人民生活水平的提高,人们对美容的需求也在不断提高, 眼整形科医生不仅要恢复患者的眼部功能,同时要兼顾患者眼部的外观和面部的美容。那么良好的眼睑、眼眶及泪道系统的解剖学是眼整形科医生手术的基础和前提。

　　由美国 Bedrossian 教授等编著的《眼睑、眼眶和泪道系统解剖手册》,共分为七章,从如何准备和储存标本到眼睑的解剖、眼眶的解剖,再到眶膈、海绵窦及泪道系统和鼻旁窦等,以分层方法逐步进行解剖,简化了复杂的解剖结构,使读者能更加容易理解和掌握眼睑、眼眶及泪道系统的正常解剖结构。

　　本书可作为住培生、进修生和研究生学习眼睑、眼眶和泪道系统解剖的辅助教材,也适合作为各级眼科医师,特别是适合作为眼睑、眼眶、泪道及眼整形医师对正常和异常解剖部位和解剖关系认识的参考资料。

　　本书译者均为从事眼睑、眼眶及泪道专业的医师,均比较年轻,在翻译过程中可能有不妥或疏忽之处,敬请各位读者和同仁指正!

嗡长东　涂惠芳

前　言

　　坚实的解剖学基础是卓越手术的基础。有许多关于眼睑、眼眶和泪道系统解剖学的优秀教科书。无论如何，本书的不同之处在于它是以分层的方法逐步进行剖析，简化了极其复杂的解剖结构。

　　并非所有结构在所有标本中都能清晰可见。因此，应鼓励与他人分享剖析良好的结构。解剖最好是缓慢而小心地进行，以限制对底层结构的意外损坏。解剖前对解剖学的基本了解将增强体验并允许对其更好地进行三维欣赏。

　　本书由 7 章组成。为了最大限度地利用每个标本，建议按章节顺序进行解剖。第 1 章描述了如何准备和储存标本；第 2 章描述了眼睑的解剖；第 3 章描述了眼眶前眶的解剖，眶膈后方；第 4 章展示了海绵窦；第 5 章和第 6 章分别描述了从上方和外侧解剖眼眶的情况；最后，第 7 章展示了鼻泪系统和鼻旁窦。

　　自 1983 年以来，我们一直在编写本书，当时 Edward H. Bedrossian 与 Bryon Smith、John Simonton 和 Robert Della Rocca 创建了眼科整形和重建外科研究所。作为一名研究员，他遇到了 Bradley Lemke 博士，在那里，由于对眼眶和面部解剖学的共同兴趣，他们建立了受人尊敬的友谊。凭借在三维解剖学方面的坚实基础，Bedrossian 博士加入了威尔斯眼科医院的眼部整形和重建外科。1984 年，他成为年度威尔斯眼科医院住院医师眼眶解剖课程的主任。他遇到了 Richard R.

Schmidt，当时他是托马斯·杰斐逊大学医学院（Thomas Jefferson University College of Medicine）解剖学、病理学和细胞生物学副教授。在接下来的 38 年里，两人不间断地开发和完善了这门教学课程，该课程被威尔斯眼科医院的医师视为住院医师们最重要的课程之一，包括天普大学和费城骨科医学院的眼科住院医师也是这么认为的。超过 700 名医师和眼面部重塑研究员从该课程中受益，该课程遵循本书中概述的分步方法。

Edward H. Bedrossian，Jr，MD，FACS
Richard R. Schmidt，MD
Robert C. Della Rocca，MD，FACS
Bradley N. Lemke，MD，FACS

我非常感谢我最好的朋友和妻子 Dulcie,感谢她对这项工作和我整个职业生涯的永无止境的支持和鼓励。我所有的孩子,Allison、Garret、Robert 和 Ryan,以及他们的配偶 Jon、Katie、Ashley 和 Lisa,都值得称赞和感谢。感谢他们多年来的耐心、理解和持续支持。感谢的最后一部分是献给我们的七个孙子,Jack、Sofia、Lizzie、Ella、Bryson、Joie 和 Matthew,以及我以前和现在的学生,是他们使这次教育经历变得非常充实。

Richard R. Schmidt,PhD

感谢我的妻子 Iryna 和女儿 Olesya,感谢她们永远的爱和支持。

感谢我在威尔斯眼科医院和 Temple 眼科的大家庭,感谢他们在患者护理、住院医师教育和研究方面的卓越贡献。

Edward H. Bedrossian,Jr,MD,FACS

我要感谢永远支持我的妻子 Gale 和充满爱心的家人,感谢医学博士 Richard K. Dortzbach 和医学博士 Orkan George Stasior 与我分享他们对解剖学的热情。

Bradley N. Lemke,MD,FACS

致　谢

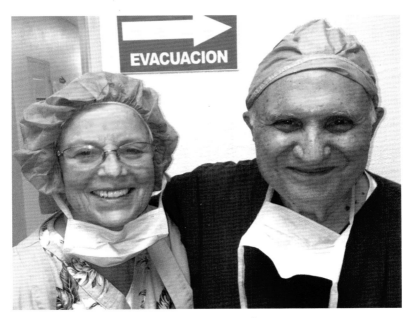

Darlene 博士与 Robert 博士合影

　　这本具有解剖性质的图谱集是许多人坚持不懈努力的结果。我们感谢 Robert Della Rocca 博士在整个过程中给予的启发、榜样和支持。不幸的是,他在本书出版前不久去世,没有看到最终版本。下面是由他敬业而慈爱的妻子 Darlene 和儿子 David 共同撰写的纪念他的文字。我们赞赏 Bradley N. Lemke 的咨询贡献和专业知识。我们感谢威尔斯眼科医院的同事,他们协助解剖讲座和教学。我们感谢托马斯杰斐逊大学西德尼金梅尔医学院解剖设施协调员 Philip(Chris) Marcucci 的协助,感谢他在 Schmidt 博士的协调下帮助采购和制备标本。

作者要感谢 Alessanda Intili,她作为一名三年级的眼科住院医师,在实验室里投入了无数个小时进行解剖工作和拍摄各种步骤。我们同样感谢威尔斯眼科医院摄影部门的 Jack Scully 先生。

作者感谢 Springer 出版社的编辑,特别是 Asja Rehse (临床医学编辑)和 Lee Klein(Atlases 高级编辑),感谢他们为完成这本图谱集所做的努力。

我们承认并欣赏医学博士 Robert C. Della Rocca 的一生,他是眼部整形和眼眶手术领域的领导者。Della Rocca 博士的父母是移民过来的,他在纽约市长大,成长在一个充满爱的家庭。在他的职业生涯中,他从布朗克斯、奥马哈到越南,然后回到纽约市。在此期间,他曾担任美国陆军上尉和营外科医生、纽约眼耳科医院的首席住院医师,以及西奈山卫生系统的眼部整形外科主任。

Della Rocca 博士是一位坚定的临床医师和外科医师。他认识到,对解剖学的深入了解使他能够有效地提供他认为必要的最高级别的护理。Della Rocca 博士以最大的热情在其整个职业生涯中担任他的居民和研究员的老师。解剖学在临床应用中不断地被研究、讨论、论证和利用。他在这种知识的恒定性中找到了乐趣,这使他能够成为几代医师的导师。

Darlene Della Rocca,医学博士,FACS
(前图是与 Robert Della Rocca 博士的合影)
David A. Della Rocca,医学博士(儿子)

目 录

共同交流探讨
提升专业能力

智能阅读向导为您严选以下专属服务

领取【推荐书单】　　专业好书推荐，
　　　　　　　　　　助您精进专业知识。

加入【读者社群】　　与书友分享阅读心得，
　　　　　　　　　　交流专业知识与经验。

操作步骤指南

微信扫码直接使用资源，无需额
外下载任何软件。如需重复使用
可再扫码，或将需要多次使用的
资源、工具、服务等添加到微信
"收藏"功能。

扫码添加
智能阅读向导

第 1 章

眼眶解剖标本的制备

Richard R. Schmidt

引言

标本的制备是所有眼眶解剖课程的关键部分。因此,本章重点介绍眼眶标本的制备、后续储存和处理方法。

我们通常从全身捐赠并经防腐处理后的遗体中获得未被切除或部分切除的头部,用于所有医学本科生和健康相关专业学生的解剖课程。大脑可能已被移除,或未被移除。在下面所示的制备过程中,大脑是存在的。最终目的是将每个头部制备出两个四等分的眼眶标本,以便课程参与者能够灵活地解剖眼睑;从上面和下面、中间和侧面解剖眼眶;以及泪道系统。

获取头部后,我们通常会用解剖工具在标准切割平台上进行所有需要的锯切。以下是用于眼眶解剖的四等分标本的制作步骤:

1.首先在上颈部区域进行轴向切割,使头部能平稳地直立在锯台上,以便于我们进行第一步沿中线的垂直切割,将头部尽可能地平分为两半(图 1.1)。在进行中线切割之前,一定要移除可能存在的所有假牙。在进行切割时,头部必须牢牢地固定,以确保在整个切割过程中始终保持中线水平。

1

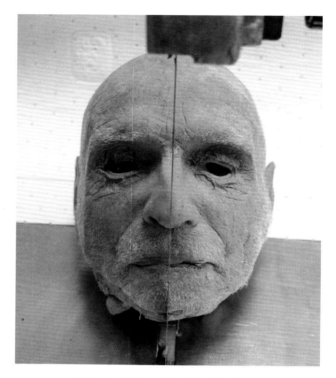

图 1.1　初始中线切割的对齐图示。

2.中线切割完成后,两半将如侧面视图(图 1.2)和中间视图(图 1.3)所示。在半边头部的中间面(图 1.3)做出以下标记:下鼻道、下鼻甲、蝶窦、额窦、胼胝体、侧脑室、小脑和脑桥。

3.下一步是进行两次平行的轴向切割,从而得到四等分的眼眶样本。虚线(图 1.4)显示了轴向切口的位置。第一个切口(轴向切口 A)通常在眉毛的稍上方。第二个轴向切口(轴向切口 B)与第一个平行,紧贴鼻棘下方。

4.按照步骤 3 进行两次平行的轴向切割后,分别从上内侧面(图 1.5)、内侧面(图 1.6)、外侧面(图 1.7)和下侧面(图 1.8)四个不同的侧面对四等分的眼眶样本进行检查。

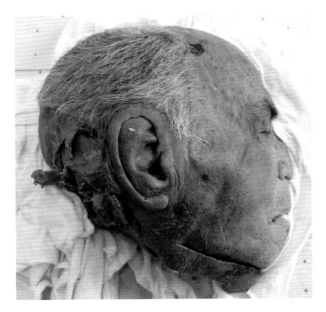

图 1.2　半边头部外侧面。

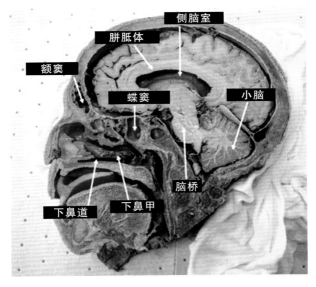

图 1.3　带有解剖标记的半边头部内侧面。

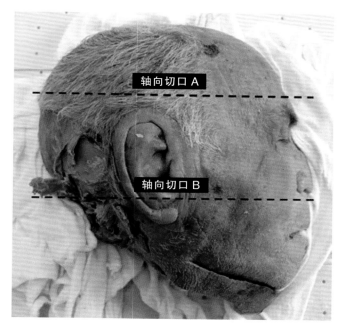

图 1.4 显示轴向切口 A 和 B 位置的半边头部的外侧面。

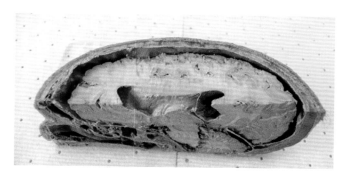

图 1.5 四等分眼眶标本上内侧面图示。

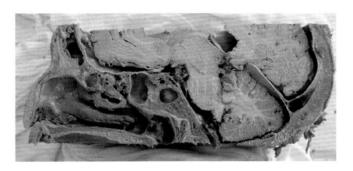

图 1.6　四等分眼眶标本的内侧面。

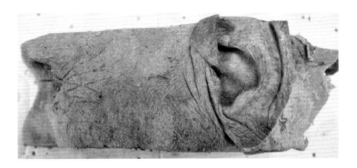

图 1.7　四等分眼眶标本的外侧面。

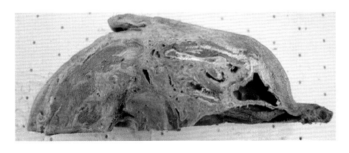

图 1.8　四等分眼眶标本的下侧面。

5.制备好四等分的眼眶标本后,用布巾将其包裹,浸泡在稀释的保存溶液中,并将其放置在一个装满足够保存溶液的 5 加仑(1加仑≈3.8L)容器中,以完全覆盖标本。装有标本的容器被放置在冷藏室中,直到课程需要。

6.建议每个样本安排两名或三名参与者,以最大限度地提高学习体验。在课程当天,每对参与者将得到一个四等分的眼眶标本,以及进行解剖的器械(图 1.9),它们均被放置在一个不锈钢的托盘上。解剖器械包括骨凿和木槌、史蒂文斯剪刀、探针、钳子、刀片手柄,以及 #10、#11 和 #15 刀片。

7.在两次解剖课程中间,用布巾将标本包裹起来,浸泡在保存溶液中。眼眶标本最有效的使用方法是先解剖眼睑,再解剖眼眶,最后解剖泪道系统。

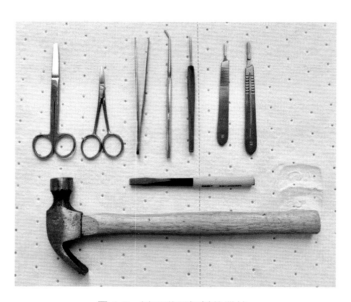

图 1.9　用于眼眶解剖的器械。

（王育红 译）

推荐阅读

[1]Kakizaki H, Lay-Leng S, Asamoto K, Nakano T, Selva D, Leibovitch I. Dissection of the eyelid and orbit with modernised anatomical findings. The Open Anatomy Journal. 2010;2:5-24.

[2]Laurenson RD. Dissection of the Orbit. The Anatomical Record. 1965;152(4): 537-9.

[3]Rosse C, Gaddum-Rosse P. Textbook of anatomy. Philadelphia: Lippincott- Raven Publishers; 1997. p.812-27.

[4]Turvey TA, Golden BA. Orbital anatomy for the surgeon. Oral Maxillofac Surg Clin North Am. 2013;24(4).

第 2 章

眼睑

Edward H. Bedrossian, Jr

在本章中，我们采用结构层次解剖的方法来解剖上下眼睑，从表层的皮肤开始，经过眼轮匝肌和眶隔层次向后，直至睑板。整个解剖过程具备临床相关性，着重强调了在非手术及手术相关疾病处理中眼睑解剖结构的重要性。

皮肤

1.按图 2.1 至图 2.8 中所示线条做经皮切口。

2.小心地仅剥离颧骨区域(图 2.9 至图 2.11)、眼睑及眉部(图 2.12 和图 2.13)的皮肤。

3.注意较厚的皮肤有着更致密的皮下附着物，尤其在外侧眼轮匝肌和内侧鼻泪沟(图 2.12)处的牢固附着。

4.注意皱眉肌的皮下走行(图 2.14)。

5.将剥离的皮瓣置于一侧，注意当太阳穴、眉部、眉间部、颧骨区域移行至眼睑及睑缘时，其较厚的皮肤会迅速变薄(图 2.15)。

临床相关性:在较薄的眼睑皮肤做手术切口，就不能像在额部、眉部及颧骨区域的较厚皮肤上那样"深"。

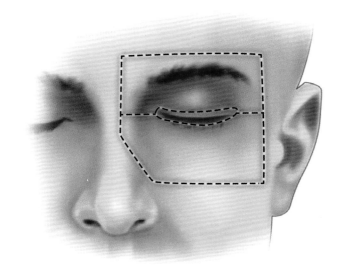

图 2.1　示皮肤切口位置。

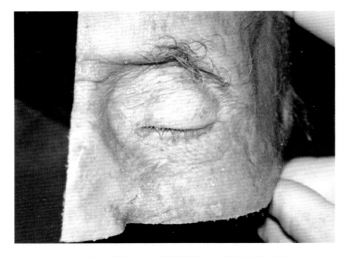

图 2.2　示于眉上方及鼻孔下方切割的纵切开标本。

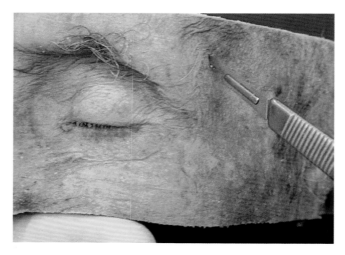

图 2.3　示颞部经皮切口。

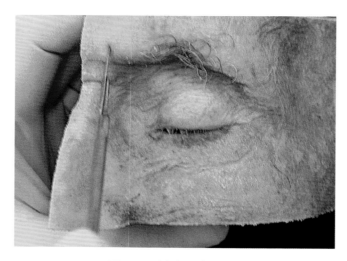

图 2.4　示鼻部经皮切口。

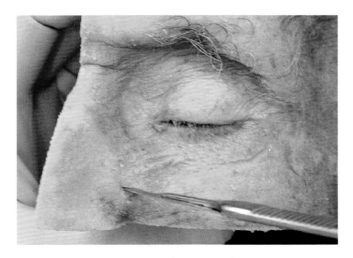

图 2.5　示眶下缘以下的经皮切口。

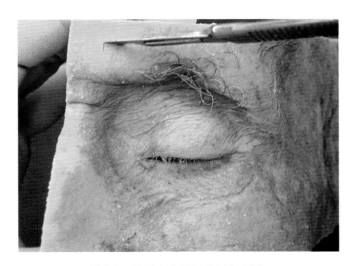

图 2.6　示眉上方额部的经皮切口。

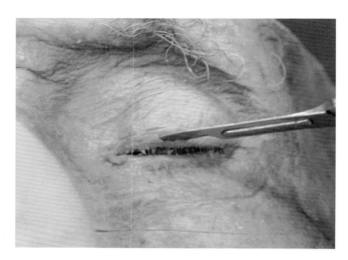

图 2.7　示沿上睑缘的经皮切口。

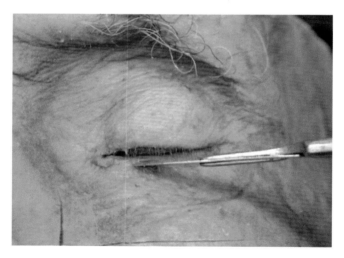

图 2.8　示沿下睑缘的经皮切口。

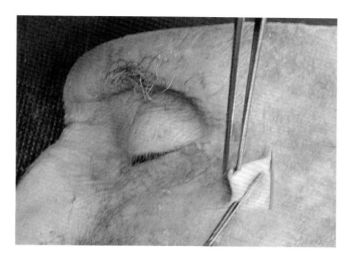

图 2.9　示颞下颧骨区的皮下剥离。

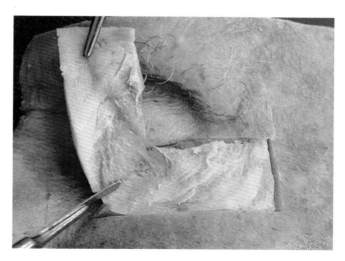

图 2.10　示鼻颊区的皮下剥离,此处有牢固的皮下附着物。

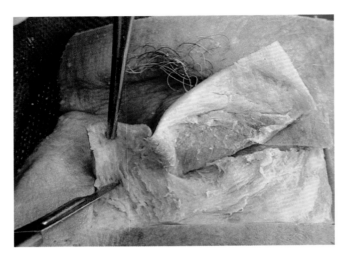

图 2.11　示鼻泪沟区的皮下剥离,此处有牢固的皮下附着物。

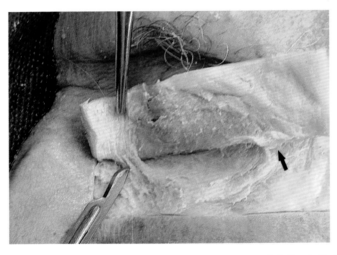

图 2.12　示皮下附着物。注意较厚的皮肤有致密的皮下附着物,尤其在外侧眼轮匝肌(箭头所示)和内侧鼻泪沟(刀片所示)处。

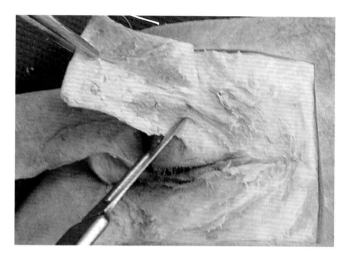

图 2.13 示眉部及上眼睑的皮下剥离。

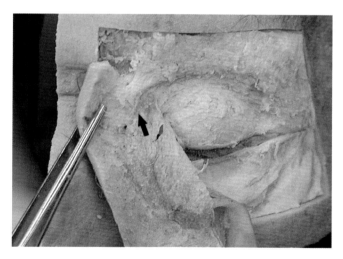

图 2.14 示皱眉肌皮下走行(箭头所示)。

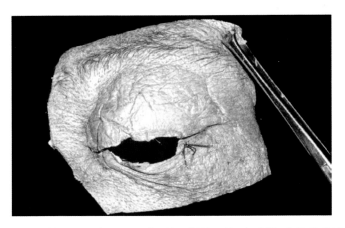

图 2.15　示剥离后的眉部、眼睑、鼻颈部、颧骨区域、内眦部，以及外眦部的皮肤。注意，当太阳穴、眉部、额部及颧骨区域移行至眼睑及睑缘时，其较厚皮肤会迅速变薄。

6.在额骨的鼻突（图 2.16）附近找到皱眉肌的起始点、于眉部内侧解剖其皮下走行（图 2.14 和图 2.17）。

临床相关性：肉毒毒素的注射部位、用于减轻眉间（眉心区）的皱纹。

肌肉

7.在剥离皮肤后，接下来分离并显露其下方的眼轮匝肌、额肌、降眉间肌、提上唇肌（图 2.18）和提上唇鼻翼肌（图 2.19）。

8.显露上眼睑（图 2.20 至图 2.22）及下眼睑（图 2.23 至图2.25）的眼轮匝肌，区分其眶前部、眶隔前部和睑板前部。

临床相关性：适当切除眶前部和眶隔前部的眼轮匝肌是原发性眼睑痉挛的治疗方法。此外，还可以选择注射肉毒毒素。

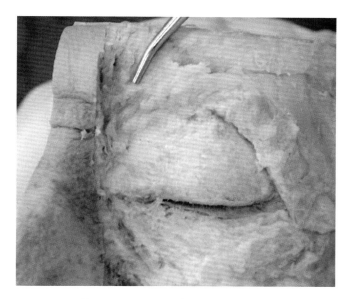

图 2.16　示皱眉肌。指示处为其起始点，即额骨的额突附近。

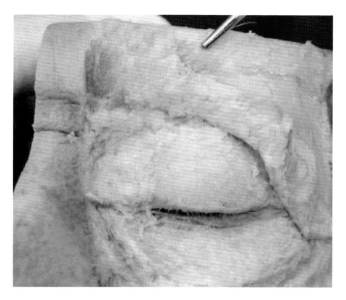

图 2.17　示皱眉肌。指示处为其内侧眉部的皮下走行。

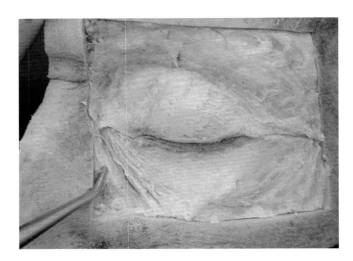

图 2.18   示提上唇肌。

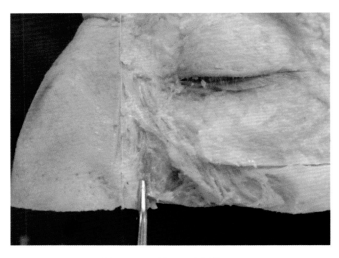

图 2.19   示提上唇鼻翼肌。

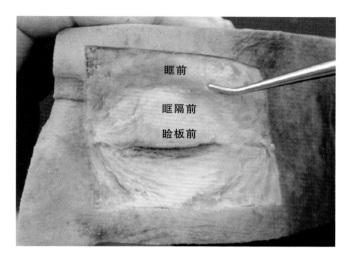

图 2.20　示眼轮匝肌的三个分区。

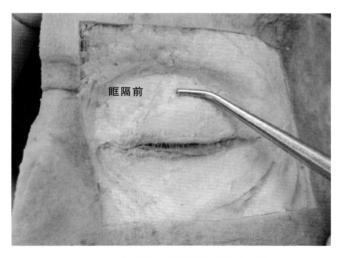

图 2.21　示上眼睑的眶隔前部眼轮匝肌。

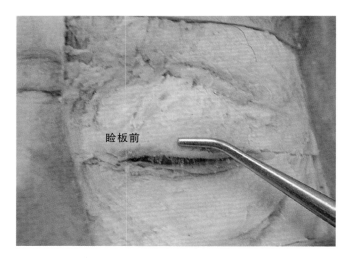

睑板前

图 2.22　示上眼睑的睑板前部眼轮匝肌。

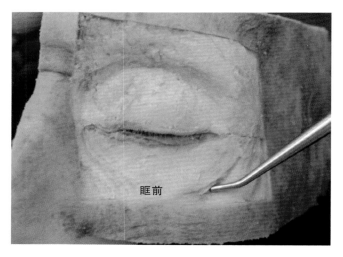

眶前

图 2.23　示下眼睑的眶前部眼轮匝肌。

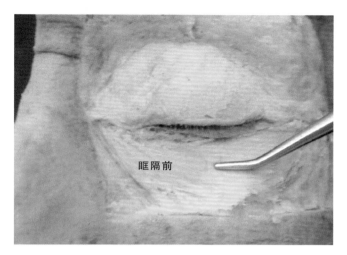

图 2.24　示下眼睑的眶隔前部眼轮匝肌。

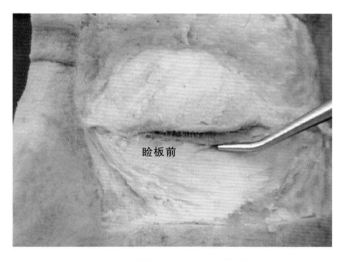

图 2.25　示下眼睑的睑板前部眼轮匝肌。

9.注意外眦部(图 2.26),为上下眼睑的眼轮匝肌纤维于外侧眼角区域汇合的区域。

10.仔细辨别并解剖颞浅动脉(图 2.27 至图 2.29)。注意其位于皮肤及皮下组织深部,常位于颞肌之上、颞肌筋膜的浅层位置。

临床相关性:在进行颞动脉活检时,有必要了解颞浅动脉准确的组织层面。

11.解剖并识别走行于内眦肌腱下方、在提上唇鼻翼肌和提上唇肌之间的内眦动脉和内眦静脉(图 2.30)

临床相关性:了解内眦血管的走向有助于在进行外路鼻囊鼻腔吻合术(DCR)、下眼睑重建,以及在内眼角手术时控制该区域的出血。

12.应用刀片将肌肉层面切开,类似于皮肤切口一样,勾勒出前额肌和眼轮匝肌(图 2.30 和图 2.31)。

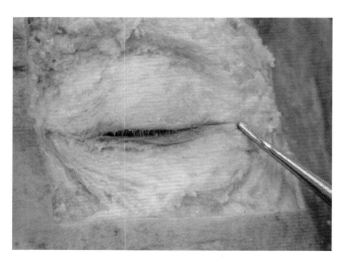

图 2.26　示外眦部(指示所示)。

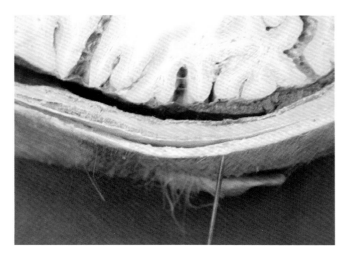

图 2.27　指针示深入皮下的颞浅动脉。

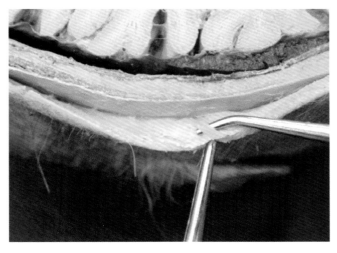

图 2.28　示位于皮肤和皮下组织深处的颞浅动脉。

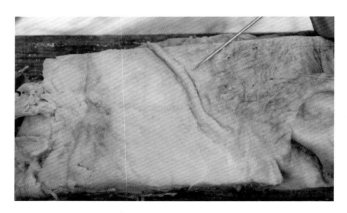

图 2.29 示位于颞肌筋膜之上的较大的颞浅动脉。

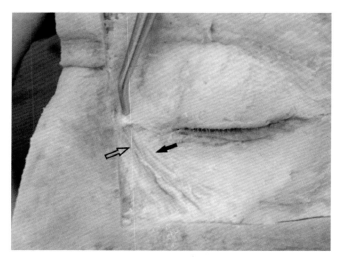

图 2.30 示内眦动脉(实心箭头所示)和内眦静脉(空心箭头所示)。指针位于内眦肌腱处。

13.接下来,均匀地解剖肌肉层面(图 2.32 和图 2.33),并将其翻转至上眼睑(图 2.34 和图 2.35)和下眼睑(图 2.36)的睑缘处。需要注意避免过度剥离,以免切断这一菲薄的肌肉层面,同时解剖也需避免过于深入,以免解剖到肌肉层面后面的结构,如眶隔。

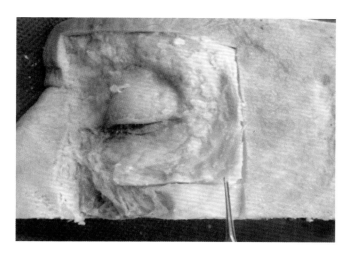

图 2.31　示眶部眼轮匝肌的肌肉内外侧、上下方的切口。

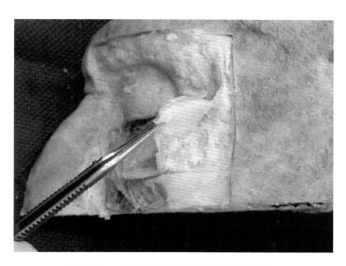

图 2.32　示从颞部开始的眼轮匝肌剥离。

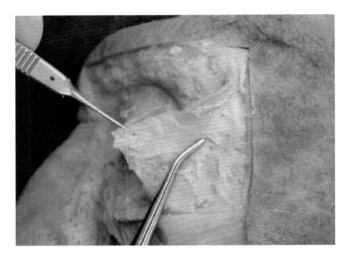

图 2.33　示眼轮匝肌下附着物(指示处所示)与外眦肌腱前角融合。

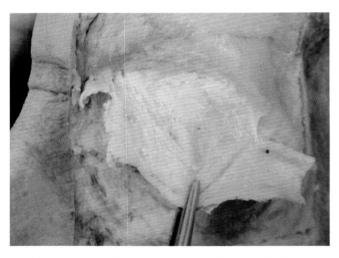

图 2.34　示均匀地剥离眼轮匝肌层面并向上睑缘方向翻转,指示处为眼轮匝肌后脂肪层(ROOF 层)。

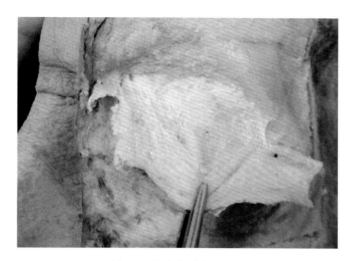

图 2.35　示向上睑缘方向剥离的眼轮匝肌层面。

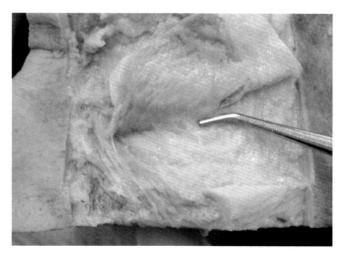

图 2.36　示向下睑缘方向剥离的眼轮匝肌层面。指示处为眼轮匝肌筋膜附着点，其附着于下睑眶隔上。

　　14.注意提上睑肌腱膜的浅层纤维延伸、从而形成了上眼睑折痕(图 2.37),而下睑缩肌的纤维延伸部位于下睑折痕水平。解剖时必须切断这些延伸纤维。

　　临床相关性:在重睑成形或上睑下垂的矫正手术中,若需要较深的眼睑折痕,可以通过使用睑板上的深部缝线,以重建这些纤维状的附着。

　　15.确定睑缘部眼轮匝肌于泪后嵴处的穿插部(图 2.38),这些深层的睑缘部眼轮匝肌纤维被称为"霍纳肌"。还需要注意眼睑前部眼轮匝肌的深层纤维,被称为"琼斯肌"。

　　临床相关性:在进行经鼻布线缝合或内眼角重建手术时,需要重新定位这些睑缘部和眼睑前部眼轮匝肌纤维,从而维持内眼角的正常"凹陷"形态。

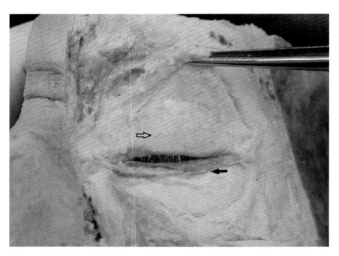

图 2.37　示利用镊子提起眼轮匝肌层面,可见可切开的提上睑提腱膜浅层纤维延伸(空心箭头所示)和下睑缩肌的浅层纤维延伸(实心箭头所示)。

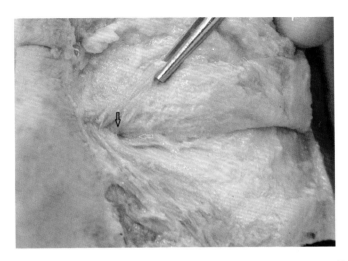

图 2.38　示睑缘部眼轮匝肌的深头,即霍纳肌(白色箭头所示)。眼睑前部眼轮匝肌的深头,即琼斯肌(黑色箭头所示)。

　　16.显露眉脂肪垫,即眼轮匝肌后脂肪层或"ROOF 层"(图 2.39),它可能会延伸至眼睑的前部,并分布于眶隔的前方,就像这个标本所示一样。

　　临床相关性:下行的鼻侧眉脂肪垫与眶隔前的眼轮匝肌后筋膜连续。在眼睑成形术或外路上睑下垂的矫正手术中,它可能会被误认为是鼻侧的眶脂肪。

　　17.清理上、下眶隔的浅表面,避免过深地切割。

　　18.于眶上缘的眶上切迹处找到眶上神经(图 2.40)。

　　19.找出滑车上神经和动脉:眼睑滑车上的神经和动脉穿行于皱眉肌处(图 2.41)

　　20.找出滑车下方的滑车下神经,它可能较难辨认。

　　临床相关性:

　　(a)眶上神经阻滞、滑车上神经阻滞和滑车下神经阻滞的局部麻醉部位。

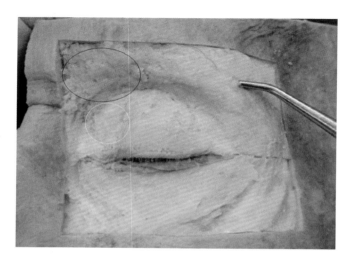

图 2.39　示剥离眼轮匝肌肌肉层面后,眼轮匝肌后脂肪层(ROOF 层)(黑色圆圈所示)延伸至眼睑部、分布于眶隔前(黄色部分所示)的情况。指示处位于眶上缘。

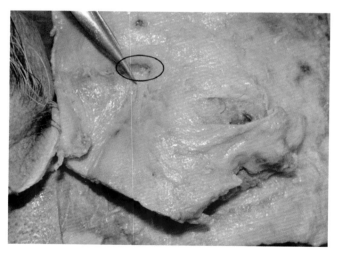

图 2.40　示从眶上切迹(圆圈所示)处的眶上神经(指示处所示)。

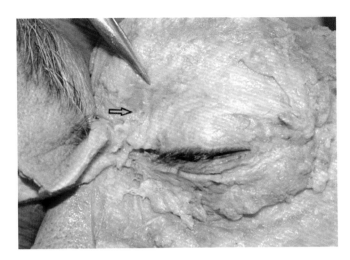

图 2.41　示滑车上神经(箭头所示)和动脉于皱眉肌(指示处所示)的穿行部位。

　　(b)在行提眉手术时需要注意保护这些神经,避免术后感觉功能减退。

　　(c)带状疱疹的眼部神经分布。

　　临床相关性:在行眶上神经减张术治疗神经营养性角膜炎时,了解这些解剖结构是非常重要的。

上睑眶隔和提上睑肌腱膜

　　21.通过将组织向上提起呈"帐篷状",以识别上眼睑的眶隔(图 2.42)和下眼睑的眶隔(图 2.43)。

　　22.眼眶内眶周与眶缘额骨骨膜相接处的致密纤维聚集区称为眶缘弓。眶隔是这种融合物延伸至眼睑的部分,保留眶隔的睑缘附着端完整,于眶上缘的缘弧处切开眶隔(图 2.44 和图 2.45)。

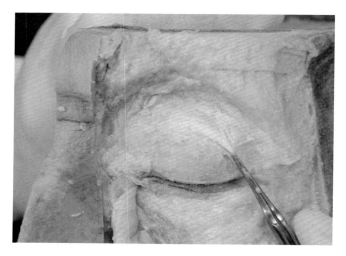

图 2.42　示用镊子夹住上眼睑的眶隔并向前拉起。

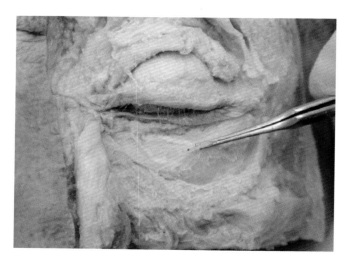

图 2.43　示用镊子夹住下眼睑的眶隔并向前拉起。

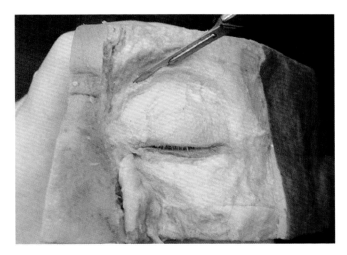

图 2.44　示鼻侧眶上缘的眶缘弓处做骨膜切口。

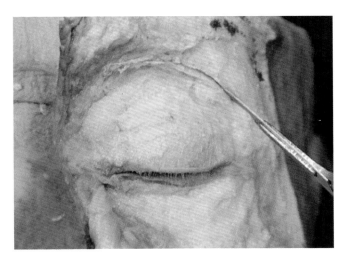

图 2.45　示颞侧眶上缘的眶缘弓处做骨膜切口。

23.自上眼睑上部用剪刀将上眼睑眶隔后部剪开,并小心地将菲薄的眶隔向下牵拉至睑缘(图 2.46)。

24.注意眶隔是如何穿插并附着于提上睑肌腱膜的前表面上,并不是附着于上眼睑的睑板。

25.距上睑缘上方 2mm 处,从内侧到外侧,做切开提上睑肌腱膜与睑板连接的切口(图 2.47 和图 2.48)。

26.自睑缘开始,向上分离提上睑肌腱膜与睑板前表面的连接(图 2.49)。

临床相关性:了解眶隔提上睑肌腱膜的关系,有助于提高眼睑成形术和外路上睑下垂矫正术的手术效果。切开眶隔可获得上方眶脂和提上睑肌腱膜的手术通路。

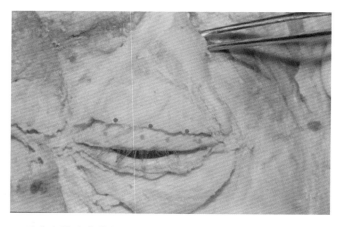

图 2.46　示将上眼睑菲薄的眶隔(镊子前方所示)于眶缘弓处切开,但仍附着于提上睑肌腱膜的前表面(红点处所示),提上睑肌腱膜于睑板上的连接处已切开(蓝点处所示)。

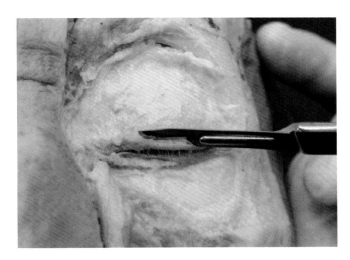

图 2.47　示内侧段切口(切开提上睑肌腱膜与睑板的连接)。

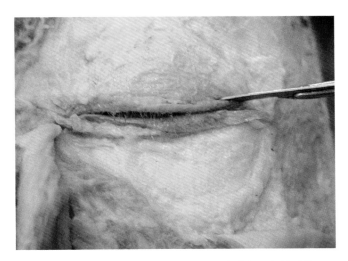

图 2.48　示外侧段切口(切开提上睑肌腱膜与睑板的连接)。

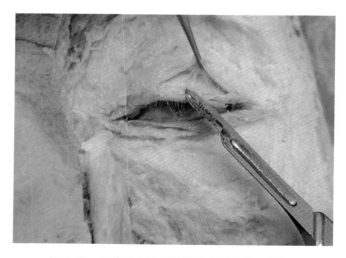

图 2.49　示将提上睑肌腱膜从睑板前表面分离。

上睑板

27.注意上睑板的高度(10mm)和宽度。

临床相关性:游离的睑板移植物可作为矫正眼睑退缩或重建眼睑的填充物。

28.在距睑缘约 3mm 的睑板前表面找到睑缘动脉弓(图 2.50)。

临床相关性:了解这条动脉的位置,有助于在睑缘手术或外伤性眼睑撕裂伤修复手术中,帮助手术医生控制术中出血,保持手术区域洁净。当移植睑板时,需要保留 4mm 完整的睑缘动脉,以确保移植段睑缘的血液供应。

29.找到位于睑板上方,并位于提上睑肌腱膜后方和 Müller 肌前方的"周边动脉弓"(图 2.51)。

临床相关性:了解该动脉的位置,有助于在上睑下垂矫正手术或牵拉肌修复手术时,控制手术区域的出血。

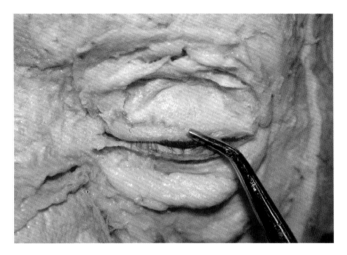

图 2.50 示上眼睑的睑缘动脉。

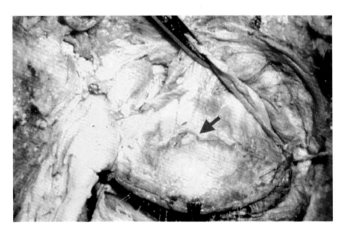

图 2.51 示上眼睑的周边动脉(箭头所示)。提上睑肌腱膜被镊子牵拉。

Müller 肌(上睑板肌)

30.向下牵引上眼睑,继续在提上睑肌腱膜后方平面向睑板上缘方向分离(图 2.52),断开与提上睑肌腱膜后表面的松散连接,以便于将提上睑肌与下方的 Müller 肌(上睑板肌)分离。

31.辨别附着于睑板上缘的 Müller 肌(图 2.53),它起自睑板上缘之上约 12mm 区域,并位于提上睑肌后表面,由交感神经支配(图 2.54)。

临床相关性:

(a)矫正 1~2mm 上睑下垂的一种方法是缩短 Müller 肌,从而使眼睑抬高。

(b)矫正上睑退缩的方法是将 Müller 肌从睑板的上缘附着处离断、从而使上睑下降。

32.注意上穹隆悬韧带(图 2.54),位于 Müller 肌起源点的正上方,将结膜穹隆连接到提上睑肌的下方。

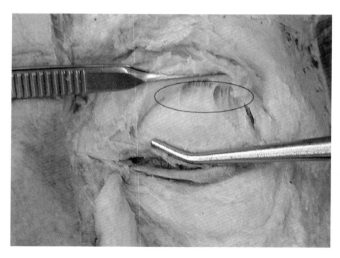

图 2.52   示提上睑肌后表面的松散连接(圆圈处所示)(Müller 肌前表面的镊子夹持处)。

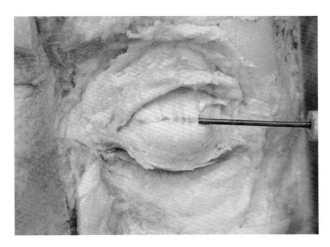

图 2.53　示 Müller 肌位于探针前面,并附着于睑板上缘(蓝点所示)。

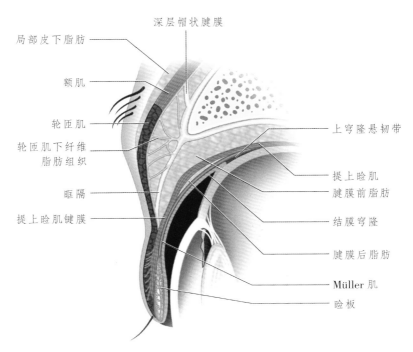

图 2.54　上眼睑的横截面图。Müller 肌为紫色所示,睑板为蓝色所示,上穹隆悬韧带为深绿色所示。

33.将光滑的器械置入上方结膜穹隆中,以确定其位置。也可以通过逆光照明显影,以确定其位置(图 2.55)。

34.从睑板上缘至提上睑肌的下方切掉可移除 Müller 肌。

下睑眶隔

35.在保留下睑眶隔的睑缘附着处完整的情况下,于眶下缘的眶缘弓处切开下睑眶膈(图 2.56)。

36.然后使用剪刀于隔膜的后方,小心地向上分离,直至下睑的睑板下缘(图 2.57)。在分离到达下睑板下缘之前,隔膜与下睑缩肌融合形成共同肌腱,然后附着于下睑板的下缘。

下睑缩肌和下睑板

37.注意下睑板的高度(5mm)仅为上睑板高度的一半(10mm)。

38.适当按压位于眶前的下眼睑脂肪,有助于在下睑板的下缘处找到下睑缩肌(图 2.58 和图 2.59)。总体而言,囊睑筋膜和下睑

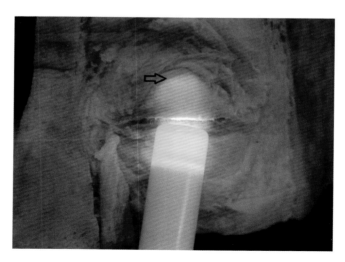

图 2.55　示上穹隆逆光显影(箭头所示)。

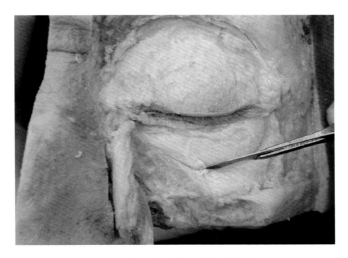

图 2.56 示于眶下缘经眶缘弓做切口。

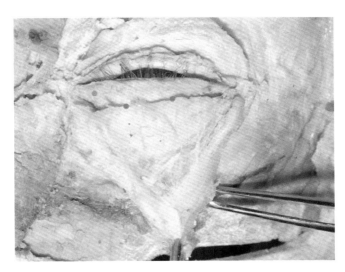

图 2.57 示于下方眶缘弓处剥离,可透见菲薄的下眶膈下方的镊子。隔膜仍附着于联合肌腱上,隔膜和下睑缩肌的连接处(红点所示),靠近睑板的下缘处(蓝点所示)。

板肌统称为下睑缩肌。

临床相关性：

（a）将离断的下睑缩肌重新连接到睑板下缘是解剖上治疗"睑外翻"的正确手术方法。

（b）了解下睑缘、联合肌腱、下睑缩肌和眶隔之间的关系有助于矫正下睑内翻。

外眦韧带

39.找到外眦韧带（图 2.60），并将其在 Whitnall 结节处的外侧眶缘内嵌入约 4mm。有时，在外眦韧带前角的后方可以找到一小团的脂肪囊，称为"Isler 脂肪囊"。

临床相关性：手术制备的"外侧睑板条"必须在眶外侧缘的 Whitnall 结节处重新附着，以保持正常的外眦轮廓，并确保正常的外侧眼睑与眼球的贴合。外侧睑板条常用于矫正睑外翻、下眼睑松弛、外眦韧带松弛，有时也可用于矫正睑内翻。

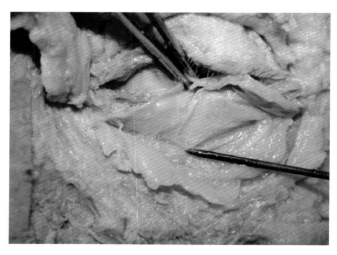

图 2.58　示镊子夹住下睑眶膈向上反折后，显露出下睑缩肌（指示处）。

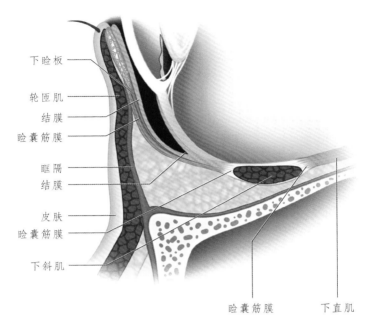

下睑板

轮匝肌

结膜

睑囊筋膜

眶隔

结膜

皮肤

睑囊筋膜

下斜肌

睑囊筋膜　　　下直肌

图 2.59　下眼睑的横截面图。睑囊筋膜(红色所示)和下睑板肌(紫色所示)统称为下睑缩肌,于下睑板下缘约 5mm 处,下睑缩肌与眶隔(绿色所示)融合形成联合肌腱,并一起附着于睑板下缘。

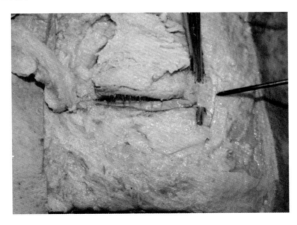

图 2.60　示外眦韧带前角位于探针的前方。指针指向外侧眶缘。

（杨帆　杜薇　译）

推荐阅读

[1]Anderson RL, Gordy DD. The tarsal strip procedure. Arch Ophthalmol. 1979; 97(11):2192–6.

[2]Beard C, Quickert M. Anatomy of the orbit. second ed. Birmingham, AL: Aesculapius Publishing Company; 1977. p.2–14.

[3]Bedrossian EH Jr. Embryology and anatomy of the eyelid. In: Tasman W, Jaeger E, editors. Foundations of clinical ophthalmology, vol. 1. Philadelphia: Lippincott; 1998. p.1–23.

[4]Della Rocca RC, Bedrossian EH, Arthurs BP. Ophthalmic plastic surgery: decision making and techniques. New York: McGraw Hill; 2002. p.25–40.

[5]Whitnall SE. The levator palpebrae superioris muscle: the attachments and relations of its aponeurosis. Ophthalmoscope. 1914;12:258–63.

第 **3** 章

前部眼眶

Edward H. Bedrossian, Jr

眶隔将眼睑与眼眶分隔开。在本章中,将继续对眶隔后方眼眶前部的眼睑结构进行更详细地解剖,辨认出腱膜前间隙的脂肪团,进一步解剖其下的上睑提肌腱膜和下睑缩肌复合体。并提供临床相关信息。

上睑眶隔膜

1.从眼眶上缘的弓状缘解剖出眶隔上部(图 3.1)并向下反折,注意眶隔上部与提上睑肌腱膜的连接。可将眶隔向上方牵拉提起(图 3.2),发现眶隔在睑板上缘之上与提上睑肌腱膜相融合,并未直接附着于睑板上缘。

临床相关性:在上睑眼睑成形术、上睑下垂修复术和上睑重建术中,需要打开上睑眶隔,以避免术后上睑退缩。

上睑脂肪垫

2.紧贴上方眶隔膜下面的是脂肪层,(图 3.3)由较小的纤维状内侧(鼻)脂肪垫和较大的分叶状中央脂肪垫(肌腱前)组成,两者被滑车隔开。可先通过触诊辨别出滑车,然后再钝性分离脂肪。

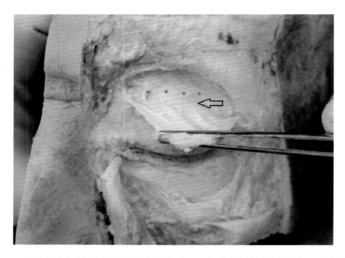

图 3.1   连接(箭头所示)到提肌腱膜前表面(红点所示)的弓状缘(蓝点所示)解剖出的向下反折的眶隔膜(用镊子夹)。

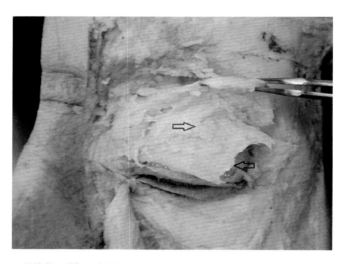

图 3.2   退缩的眶隔(用镊子夹)与提上睑肌腱膜前表面(黑箭头所示)有附着物(红色箭头所示),并与睑板上缘分离(蓝点所示)。

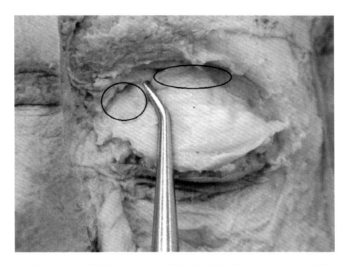

图 3.3　内侧脂肪垫(圆形所示)和中央脂肪垫(椭圆形所示)。镊子所示滑车上部。

　　3.解剖脂肪垫(图 3.4)。注意内侧脂肪垫和中央/脂肪垫(腱膜前)。
　　4.识别滑车(图 3.5)。解剖并识别上斜肌腱的反折处。
　　临床相关性：
　　(a)腱膜前脂肪垫(图 3.6)在手术中是识别提上睑肌腱膜的重要标志,因为它位于提上睑肌腱膜的上方和前方。
　　(b)内侧脂肪垫血管丰富,并与眶后脂肪相连。在眼睑成形术处理内侧脂肪时需要进行严格止血。腱膜前脂肪垫血管较少,不与眶后脂肪相连。

提上睑肌腱膜

　　5.检查提上睑肌腱膜(图 3.7)。注意提上睑肌的末端延伸或提上睑肌腱膜外侧角,当提上睑肌延伸至外侧眶结节时,将泪腺分开。
　　6.触诊眶外侧结节(又称 Whitnall 结节),距眶外侧缘内侧 2~4mm 处的一个小突起。

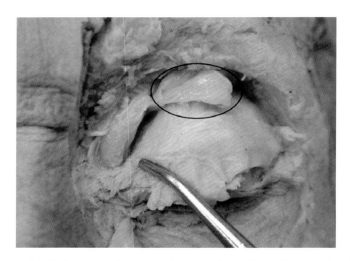

图 3.4　内侧脂肪垫(镊子指向所示)和中央脂肪垫(椭圆形所示)。中央脂肪垫又称腱膜前脂肪垫。

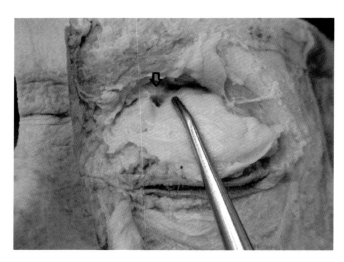

图 3.5　滑车(箭头所示)。上斜肌腱(镊子所示)。

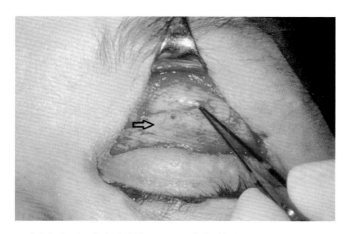

图 3.6　手术幻灯片：在白色的提上睑肌腱膜（箭头所示）前方可看到黄色的腱膜前脂肪垫（镊子指向所示）。

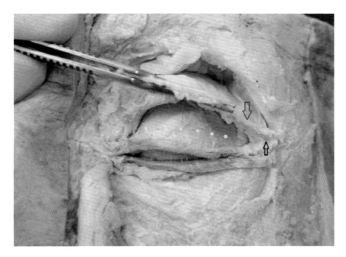

图 3.7　从睑板前侧（蓝点所示）解剖出的提上睑肌（用镊子夹）。提上睑肌腱膜的外侧角（红色箭头所示）连接到眶外侧结节（黑色箭头所示）。

7.识别泪腺较小的睑叶(图 3.8)和较大的眶叶(图 3.9)。

临床相关性：在眼睑成形术的脂肪处理过程中,重要的是要注意泪腺眶叶的前部与内侧和中央脂肪垫位于同一平面(图 3.9)。不要因为其粉红色和外侧位置而误认为是眼眶脂肪。意外切除可能会导致或加重干眼症。

8.提上睑肌内侧角与内侧支持韧带相融合,并附着于泪后嵴(图 3.10)。

临床相关性：在提上睑肌手术矫正上睑下垂时,通常会保留外侧角和内侧角,以增强上睑下垂矫正的效果。

9.注意上方眶隔与提上睑肌腱膜的融合处(图 3.11 和图 3.12)。

10.接着向下反折眶隔至其与提上睑肌腱膜的融合处。然后切除内侧和前侧的腱膜前脂肪垫。

11. 进一步解剖提上睑肌腱膜的上方, 可发现一条白色带状物,即 Whitnall 上横韧带(图 3.13),从其内侧附着在滑车处一直延伸到外侧额颧缝处。外侧还有一小部分附着于 Whitnall 结节。

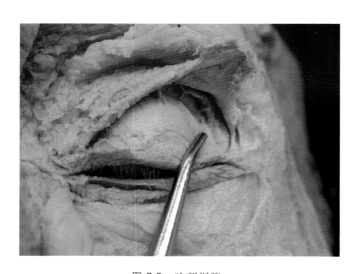

图 3.8　睑部泪腺。

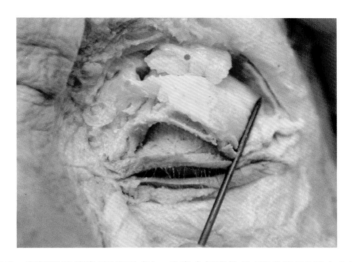

图 3.9　眶部泪腺前缘(用镊子夹)。注意内侧脂肪垫(蓝点所示)和中央脂肪
垫(红点所示)。

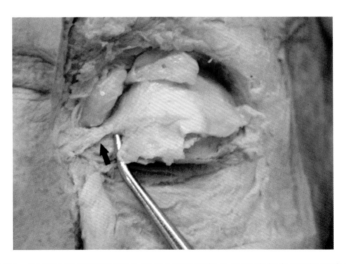

图 3.10　与内侧支持韧带(箭头所示)相连的提上睑肌内侧角(用镊子夹)。注
意内侧脂肪垫(蓝点所示)和中央脂肪垫(红点所示)。

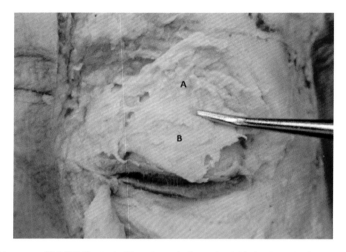

图 3.11   眼眶隔膜(A)与提上睑肌腱膜(B)的连接点(镊子指向所示)。

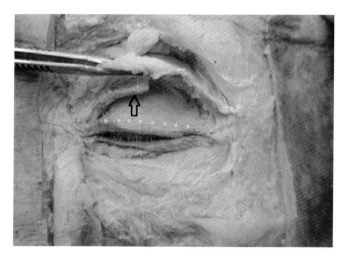

图 3.12   眼眶隔膜(镊子夹起处)与提上睑肌腱膜相连(箭头所示)。提上睑肌腱膜已从睑板上剥离(蓝点所示)。

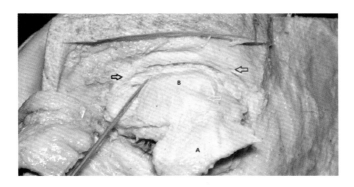

图 3.13　从滑车(黑色箭头所示)延伸至额颧缝(红色箭头所示)处的Whitnall
韧带(镊子上方的白带)。注意其与 Whitnall 结节的辅助连接(绿色箭头所示)。
同时注意向下反折的眶隔膜 A 与提上睑肌腱膜 B 的连接(黄色箭头所示)。

下睑眶隔膜

12.向上方反折下眶隔膜至其与下睑缩肌的融合处,下方眶隔
与下睑缩肌在睑板下缘之下 5mm 处相融合(图 3.14)。

临床相关性:在进行眶底骨折修复、下睑成形术和眼睑重建
术时,需要打开眶隔,以避免术后下睑退缩。

下眼睑的脂肪垫

13.在下眶隔后方,可暴露眶下脂肪垫(图 3.15)。

14.识别一个较大的内侧脂肪垫和一个较小的颞侧(或纬侧)
脂肪垫(图 3.15)。两者之间的分界(图 3.15)是由一条筋膜带形成
的,该筋膜带从眶周和眶隔向内侧延伸,并与眶部睑筋膜和洛克
伍德韧带连接。

15.内侧脂肪垫从该筋膜带延伸至内眦区域。内侧脂肪垫在前
方是一个单一的脂肪垫,但在后方被下斜肌分为鼻侧脂肪垫和中

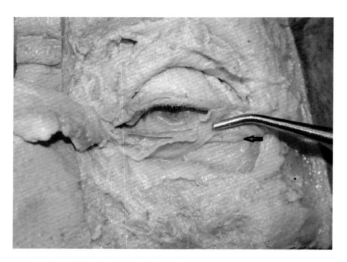

图 3.14　下睑的眶隔膜,从眶下缘的边缘弧解剖,然后用镊子向上方反折,暴露出睑板下缘(箭头所示)。

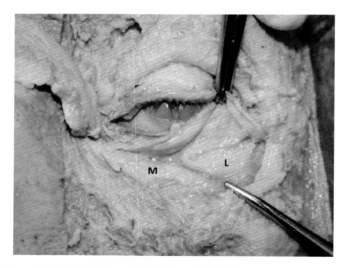

图 3.15　内侧(M)和外侧(L)脂肪垫被一条筋膜带(镊子指向)分割,该筋膜带由来自眶周和眶隔的纤维组成,从眶缘上侧延伸至囊睑筋膜,通常被称为洛克伍德韧带(蓝点所示)。

央脂肪垫(图 3.16)。下斜肌起源于上颌骨,在泪后嵴的下外侧。

临床相关性:

(a)在手术中,由于内侧脂肪垫的这种细分,下睑被认为有 3 种手术脂肪垫:鼻脂肪垫、中央脂肪垫和外侧脂肪垫。

(b)在下睑睑板成形术中,处理脂肪时要注意避免损伤下斜肌。

下睑缩肌复合体

16.睑囊筋膜和下睑板肌合称下睑缩肌复合体。按压脂肪,暴露下睑缩肌复合体,发现其附着于睑板下缘(图 3.17)。

纤维支持韧带即为下睑缩肌复合体,其由下睑板肌和睑囊筋膜(CPF)融合而成。CPF 是下直肌的延伸,在下直肌与下斜肌鞘交汇处,向上延伸至睑板下缘。

临床相关性:在进行中央脂肪垫的处理时,应注意避免在下睑眼睑整形手术中损伤下直肌。

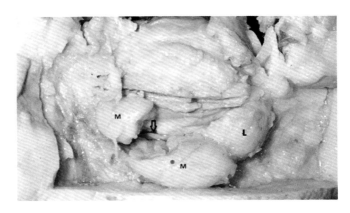

图 3.16　下斜肌(箭头所示)将内侧脂肪垫(M)分为鼻部脂肪垫(蓝点所示)和中央脂肪垫(红点所示)。注意分隔内侧脂肪垫和外侧脂肪垫(L)的筋膜带(绿点所示)。

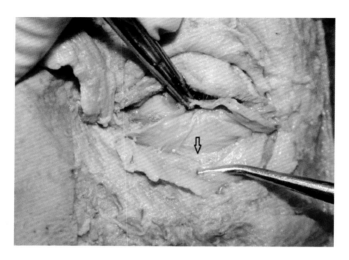

图 3.17　下睑缩肌复合体(箭头所示)呈白色带状。下睑眶隔膜从睑缘弧处剥离,反折处在镊子的上部,但在蓝点处仍与下睑缩肌复合体相连。下睑脂肪垫由镊子指向下。

　　睑囊筋膜的内表面由被称为下睑板肌的平滑肌衬里。在尸体上很难识别。

　　17.从下睑板下缘切开并分离下睑缩肌复合体(图 3.18),使下隔膜与其相连。

　　18.识别下斜肌(见图 3.16),然后将其解剖至原点。注意其与下眼睑的关系。应小心地去除眶下脂肪以增加显露。

　　洛克伍德悬韧带由以下部分连接而成:

- 下斜肌鞘。
- 下直肌鞘。
- 眼睑囊筋膜的下部。
- 下眼睑。

临床相关性:

　　(a)斜视手术中的大块下直肌切除或眶底骨折中的下直肌嵌顿都会导致下睑退缩。

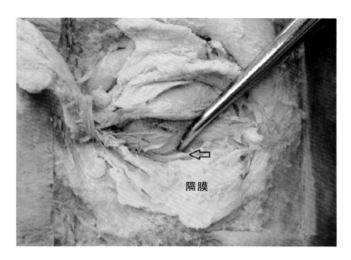

图 3.18　下睑缩肌复合体(黑色箭头所示)从睑板(指针)向下斜起源于下斜肌和下直肌(蓝色箭头所示)。

（b）斜视手术下直肌的离断或者下睑缩肌复合体的离断，可导致下睑缘抬高。

（c）下睑缩肌复合体的离断是形成睑板外翻的解剖学因素。

19.进行 360°结膜环状切开术以确定直肌起源。注意它们与角巩膜缘的距离。

临床相关性：在进行斜视手术或眼球摘除手术时，以下测量结果对外科医生有帮助：

- 蒂约螺旋线。
- 内直肌：5.5mm。
- 下直肌：6.5mm。
- 外直肌：6.9mm。
- 上直肌：7.7mm。

（赵敏　译）

推荐阅读

[1]Beard C, Quickert M. Anatomy of the Orbit. 2nd ed. Birmingham, AL: Aesculapius Publishing Company; 1977. p.12−4.

[2]Bedrossian EH Jr. Embryology and anatomy of the eyelid. In: Tasman W, Jaeger E, editors. Foundations of Clinical Ophthalmology, vol. 1. Philadelphia: Lippincott; 1998. p.1−23.

[3]Della Rocca RC, Bedrossian EH, Arthurs BP. Ophthalmic Plastic Surgery: Decision Making and Techniques. New York: McGraw Hill; 2002. p.28−33.

[4]Lemke B, Stasior O, Rosen P. The surgical relations of the levator palpebrae superioris muscle. Ophthal Plast Reconstr Surg. 1988;4:25−30.

[5]Meyer D, Linberg J, Wobig J, McCormick S. Anatomy of the orbital septum and associated lid connective tissues: implication for ptosis surgery. Ophthal Plast Reconstr Surg. 1991;7:104−13.

第 4 章

神经解剖学:海绵窦

Edward H. Bedrossian,Jr

　　本章演示切除眶顶和暴露海绵窦,检查其内结构并为临床相关性提供依据。标本在眉部以上水平切割(图 4.1)。第二次切割位置是在鼻子的底部(图 4.2),同第 1 章。

去除眼眶顶部

　　1.小心地移除额叶、颞叶和枕叶,以防止脑干受损(图 4.3 至图 4.5)。注意额窦(图 4.6)、眶顶(图 4.7)、中颅窝内海绵窦侧壁

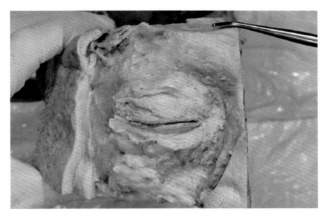

图 4.1 　制备后的标本,显示了在眉毛上方的骨切割位置。

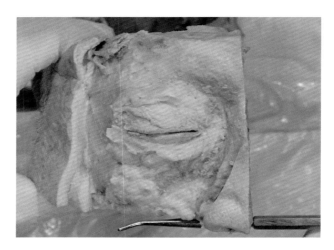

图 4.2　已制备标本,显示鼻基底下方骨切割位置。

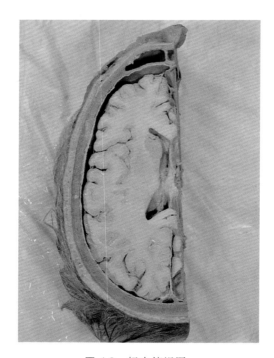

图 4.3　标本俯视图。

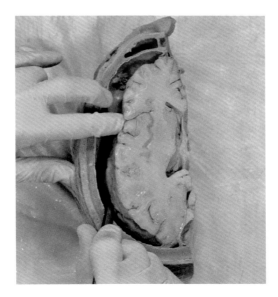

图 4.4　从颅底看提起的额叶、颞叶和枕叶。

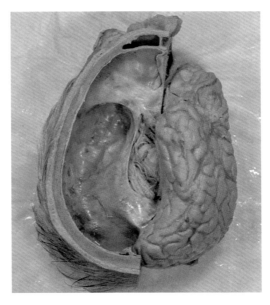

图 4.5　暴露前、中、后颅窝的大脑内反射区。

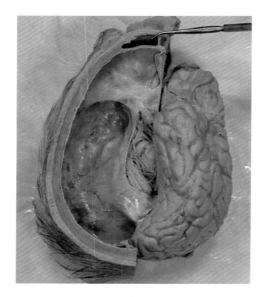

图 4.6　额窦(指示杆)。

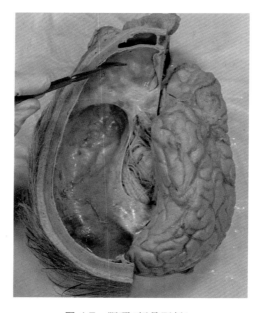

图 4.7　眶顶(额骨眶板)。

(图 4.8)、嗅球(图 4.9)和视神经管内段(图 4.10)。

2.识别非常精细的第Ⅳ脑神经–滑车神经(图 4.11),其起始于中脑背部,进入硬脑膜,并沿着海绵窦最外侧走形(图 4.12)。

临床相关性:滑车神经在脑神经中是非常独特的,因为它是唯一一个完全交叉的脑神经, 也是唯一从脑干背侧离开的脑神经。滑车神经的长而弯曲的走形路线使其容易受到机械损伤。创伤性头部外伤患者有时会出现滑车神经麻痹, 表现为上斜肌麻痹。滑车神经损伤可导致斜视和复视。大脑通过代偿头位来改善斜视,这种现象被称为比尔肖夫斯基征。

3.清理眶顶(图 4.13 和图 4.14)至视神经管的硬脑膜。

4.用骨凿和木槌敲开眶顶(图 4.15),然后将骨头逐块取出(图 4.16)。

5.压低眶周并将其与骨分离,向前朝向眶缘(图 4.17)。

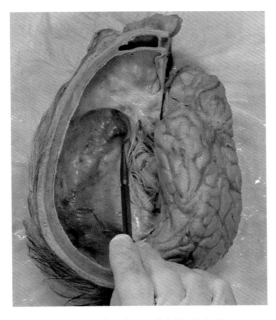

图 4.8 海绵窦侧壁(中颅窝硬脑膜)。

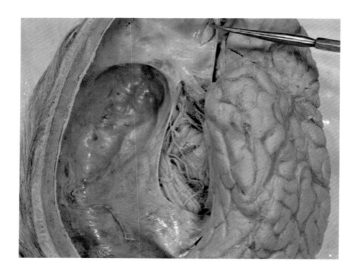

图 4.9   嗅球。

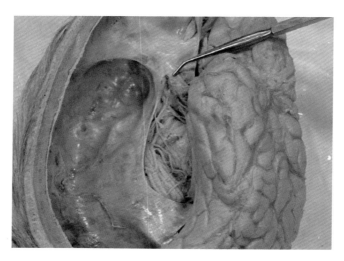

图 4.10   视神经管内段。

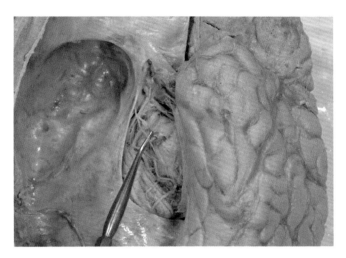

图 4.11　非常精细的第Ⅳ脑神经(滑车神经),出现于中脑背部。

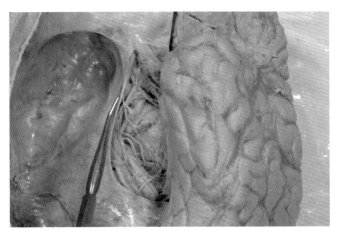

图 4.12　非常精细的第Ⅳ脑神经−滑车神经,进入硬脑膜,并沿海绵窦的最外侧走形。

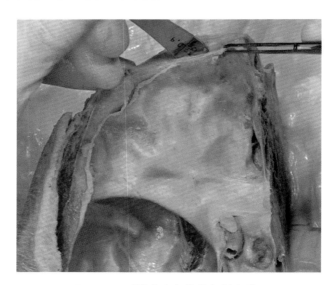

图 4.13　开始分离额骨前部硬脑膜。

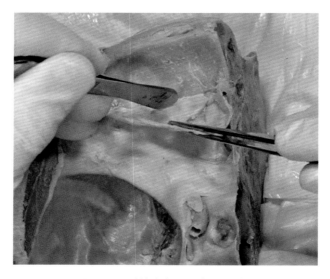

图 4.14　继续翻折眶顶部硬脑膜。

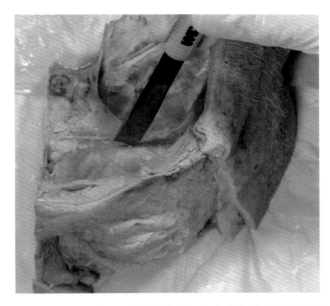

图 4.15 眶顶裂开,这是通过使用骨凿的一角来分离的,标本旋转了 180°。

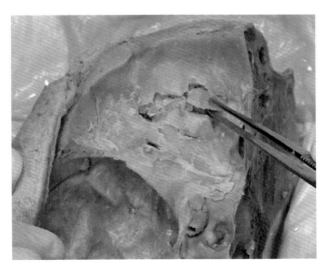

图 4.16 切除局部额骨眶板,暴露眶周。

6.应进行两次垂直切割(图 4.18):第一次穿过眼眶内侧边界的额骨(图 4.19),第二次穿过眼眶外侧边界的额骨(图 4.20)。如果没有电锯,可以使用骨凿和骨槌。注意不要切得太深,以免伤及下方的软组织。

7.分离的额骨碎片破裂并向前移位(图 4.21)。

8.注意滑车上神经(图 4.22)和旁边的眶上神经(图 4.23)。如果没有深入到眶周就看不到,这两条神经将在第 5 章中进一步剖析。

临床相关性:从以上解剖我们明白,为什么用于上眼睑内侧和中央部分区域麻醉的滑车上神经阻滞和眶上神经阻滞正好位于眶上缘下方。

9.取出分离的额骨碎片。这可能需要切断滑车上神经和眶上神经。

10.菲薄的眶内侧壁和筛窦(图 4.24)。

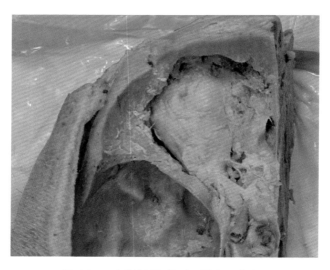

图 4.17　去除眶顶,暴露眶周和眶内容。

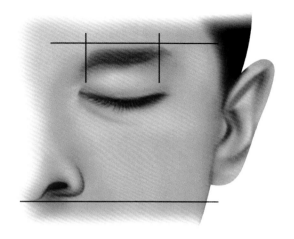

图 4.18 内外侧垂直额骨切口位置的示意图。

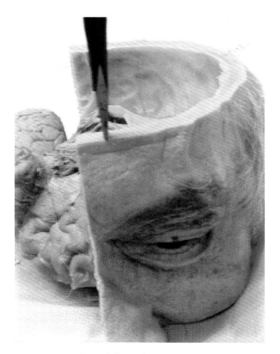

图 4.19 额骨内侧垂直切口位置的示意图。

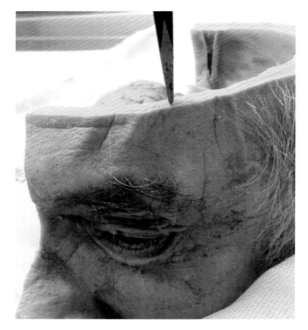

图 4.20 额侧垂直骨切口的位置。

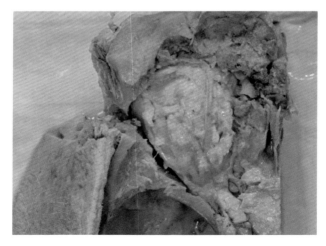

图 4.21 前方移位的孤立额骨碎片。

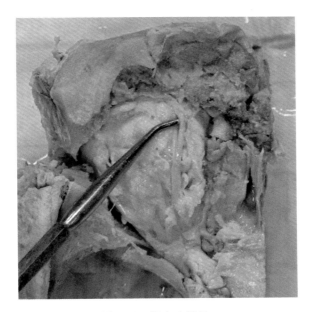

图 4.22 滑车上神经。

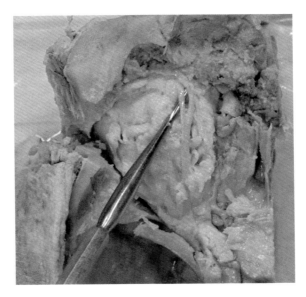

图 4.23 眶上神经。

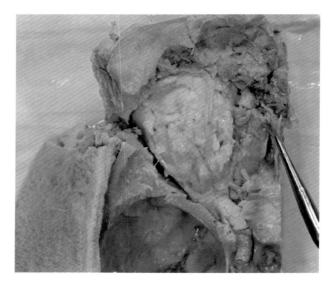

图 4.24　眼眶内侧壁的筛窦。

临床相关性：

（a）纸样板是眼眶骨中最薄的一块骨头，很容易发生骨折。

（b）在内镜下进行眶内侧壁减压时必须十分小心，避免损伤内直肌和其他的眼眶结构。

11.注意眼眶外侧壁及其与中颅窝的关系（图 4.25）。

临床相关性： 在侧壁减压过程中，这些解剖关系在移除骨骼时非常重要。

12.注意视神经的管内段（图 4.26）及视神经硬脑膜与骨膜的连续性。

临床相关性：

（a）间接创伤性视神经病变（TON）的一个假设是视神经管内部分的剪切性损伤导致轴突损伤或干扰视神经的血液供应。也有学者认为，创伤后视神经管内的视神经水肿会导致管腔压力增加和继发性缺血性损伤的发生。

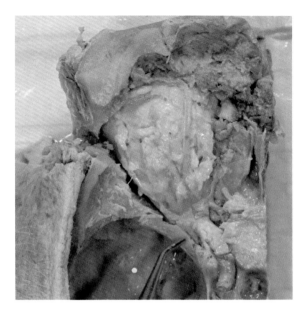

图 4.25　眼眶外侧壁(指针指向)和中颅窝(蓝点所示)。

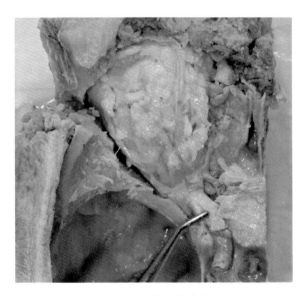

图 4.26　视神经管内段。

（b）直接的 TON 被认为是异物或骨碎片撞击视神经导致视神经断裂。

13.注意视交叉（图 4.27）至蝶骨和蝶窦（图 4.28）颈内动脉（图 4.29 和图 4.30）、垂体和中颅窝（图 4.31）的矢状关系。

临床相关性：

（a）垂体大肿瘤压迫视交叉。

（b）垂体卒中伴有突发出血并进入肿瘤，出现严重头痛和视觉障碍需要紧急就医。

14.海绵窦（图 4.32）是位于蝶骨体外侧的静脉填充空间。它的外侧壁是中颅窝的硬脑膜（图 4.33）

15.如果在分离脑干之前没有额外的损伤，则可以看到非常精细的第Ⅳ脑神经，该神经从中脑背侧出现并进入硬脑膜，占据海绵窦中最外侧的位置（图 4.11 和图 4.12）。

16.小心地抬高中颅窝的硬脑膜，然后抬高包括海绵窦侧壁的硬脑膜，露出海绵窦内的神经和血块（图 4.34）。

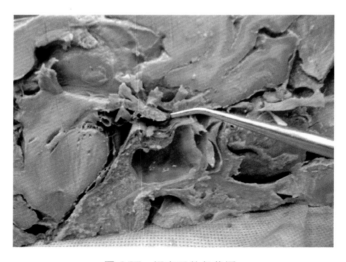

图 4.27　视交叉的矢状图。

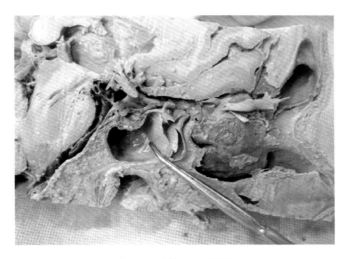

图 4.28　蝶窦的矢状图。

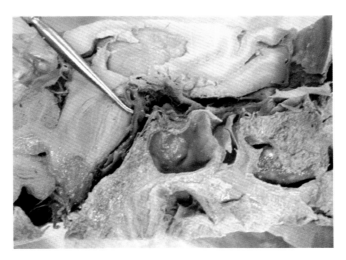

图 4.29　颈内动脉。

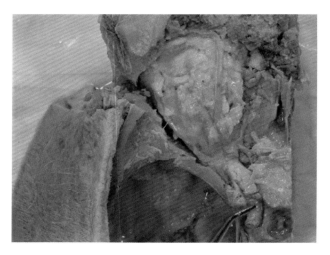

图 4.30　眶尖无顶海绵窦内的颈内动脉。

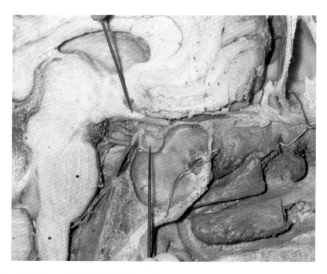

图 4.31　垂体窝内的垂体矢状图(下指针指向)。注意视交叉(上指针指向)、上丘(黄色点所示)、下丘(橙色点所示)、脑桥(紫色点所示)、髓质(品红色点所示)、斜坡(绿色点)和第Ⅳ脑神经(红色点)。

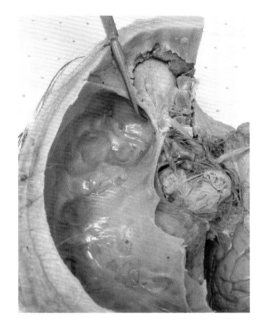

图 4.32 位于蝶骨体外侧的海绵窦(指针指向)。

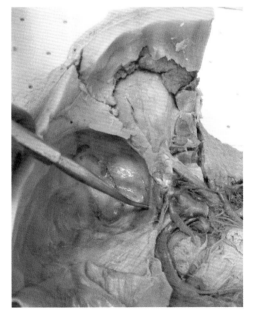

图 4.33 海绵窦的外侧壁是中颅窝的硬脑膜。

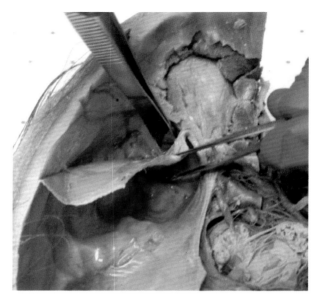

图 4.34　中颅窝硬脑膜朝向海绵窦的切面。

17.第Ⅲ脑神经(动眼神经)(图 4.35)从动眼神经窦的中脑腹侧发出,同样在到达海绵窦之前进入硬脑膜。

18.第Ⅳ脑神经(展神经)腹侧起源于桥髓质交界处(图4.36),上行于斜坡,在岩蝶韧带处进入硬脑膜。

临床相关性:第Ⅵ脑神经紧贴斜坡的路线较长,在眶减压、颅底骨折和脑部小血管病变时容易受损。

19.第Ⅴ脑神经的多个分支在 Gasserian 神经节处凝结(图4.37和图 4.38),然后向前行进。眼支和上颌支都穿过海绵窦。

临床相关性:患者可能表现出与眶尖综合征、眶上裂或海绵窦综合征一致的类似症状和体征。临床评价是鉴别诊断的关键。海绵窦综合征患者可能会有三叉神经上颌支的感觉下降。患有眶尖综合征的患者上颌功能正常。

20.注意海绵窦的内侧壁是蝶骨体的骨骼。

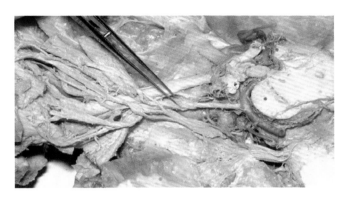

图 4.35　海绵窦内的第Ⅲ脑神经(钳子夹持)。注意中脑上丘(红点所示)、眼眶(绿点所示)、中颅窝(蓝点所示)和视神经(黄点所示)。

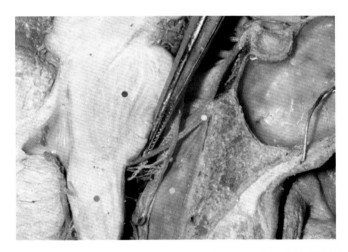

图 4.36　第Ⅵ脑神经(展神经)腹侧起源于脑桥-延髓质交界处(指针指向)，上行斜坡(蓝点所示)，在岩蝶韧带进入硬脑膜(黄点所示)。注意脑桥(紫色点所示)和髓质(绿色点所示)。

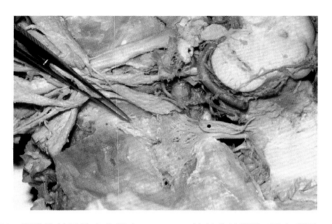

图 4.37 第 V 脑神经的多个根在 Gasserian 神经节处凝结(黑点所示)。眼支(红点所示)和上颌支(指圆孔处)分区穿过海绵窦。注意下颌支(绿点所示)穿过卵圆孔,位于海绵窦外。

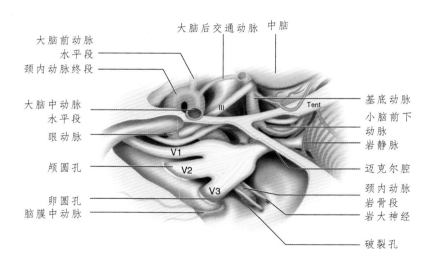

图 4.38 海绵窦示意图。

(陆秀兰 译)

推荐阅读

[1]Beard C, Quickert M. Anatomy of the orbit. second ed. Birmingham, AL: Aesculapius Publishing Company; 1977. p. 23 - 6. 44, 56.

[2]Della Rocca RC, Bedrossian EH, Arthurs BP. Ophthalmic plastic surgery: decision making and techniques. New York: McGraw Hill; 2002. p.212–8.

[3]Korchi AM, Cuvinciuc V, Caetano J, Becker M, Lovblad KO, Vargas MI. Imaging of the cavernous sinus lesions. Diagn Interv Imaging. 2014;95(9):849–59.

[4]Levin LA, Beck RW, Joseph MP, Seiff S, Kraker R. The treatment of traumatic optic neuropathy: the international optic nerve trauma study. Ophthalmol. 1999;106(7):1268–77.

[5]Netter F. Atlas of human anatomy. sixth ed. Philadelphia: Saunders/Elsevier; 2014. p.55, 73, 87, 104, 105, 149.

第5章

眼眶：上方入路

Edward H. Bedrossian，Jr

本章将从眶上方入路继续学习眼眶的解剖。首先，打开眶骨膜，解剖肌锥上方的结构。然后，解剖提上睑肌和上直肌，离断肌肉并反折，进入肌锥内。接下来，将仔细解剖和识别肌锥内的结构以提供相应的临床指导。

上眼眶

1.用镊子对眶骨膜进行"帐篷式"检查，以更好地识别上方眶骨膜(图5.1)。纵向切开(图5.2和图5.3)，上提(图5.4和图5.5)，去除眶骨膜组织(图5.6)。

2.注意额神经(图5.7和图5.8)分支形成眶上神经(图5.9)和滑车上神经(图5.10)。

3.注意泪腺(图5.11)。泪腺神经和滑车神经将会在后文中叙述。

4.小心地去除眶上脂肪(图5.12)，暴露上斜肌(图5.13)，直到前方滑车标记。

5.识别眶上动脉(图5.14至图5.16)、滑车上动脉(图5.14至图5.16)、鼻背动脉(图5.17)和泪腺动脉(图5.16)。如果不注射染料，它们可能很难被识别。

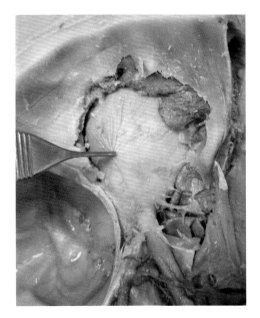

图 5.1　镊子所示上方眶骨膜呈"帐篷状"。

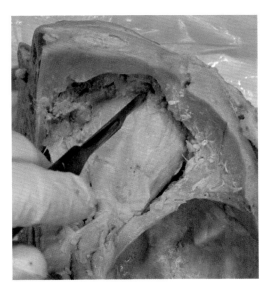

图 5.2　前方眶骨膜的纵行切口。

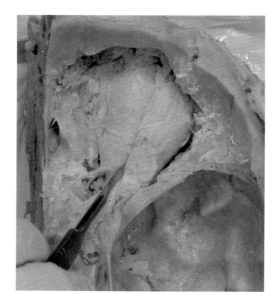

图 5.3 眶骨膜末端眶尖处的纵向切口。

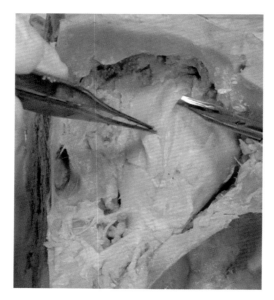

图 5.4 眶骨膜中央和内侧凸起。

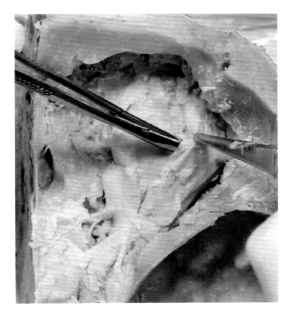

图 5.5　眶骨膜的外侧凸起。

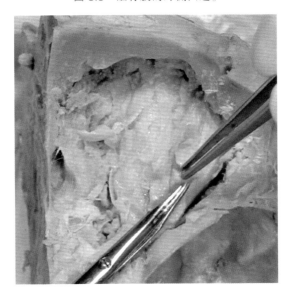

图 5.6　沿眼眶外侧壁的切口。

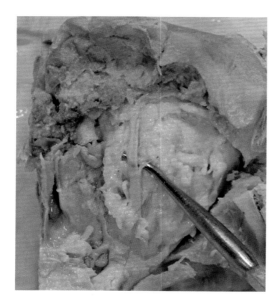

图 5.7　额神经。

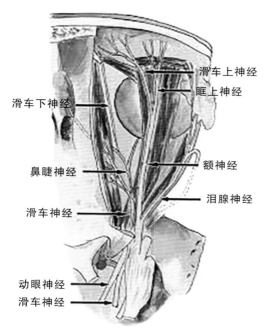

滑车下神经

鼻睫神经

滑车神经

动眼神经
滑车神经

滑车上神经

眶上神经

额神经

泪腺神经

图 5.8　眼眶神经。

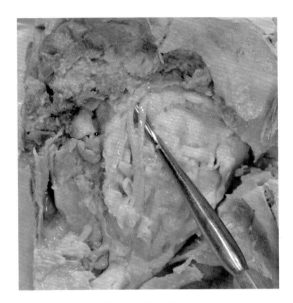

图 5.9　眶上神经。

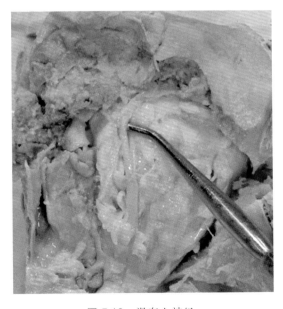

图 5.10　滑车上神经。

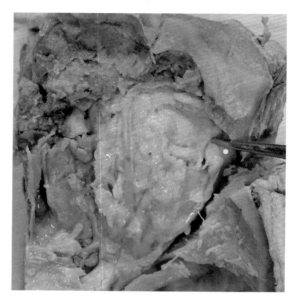

图 5.11　镊子下方(黄色点所示)处泪腺。

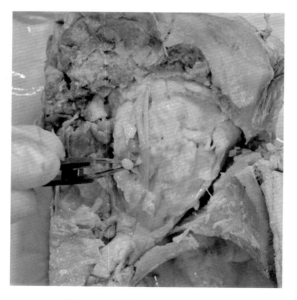

图 5.12　用镊子去除眶上脂肪。

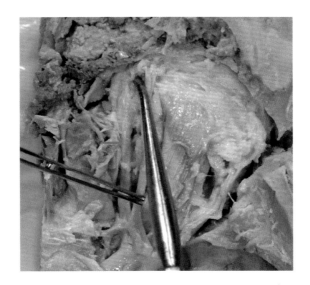

图 5.13　上斜肌(箭头所示)。前方镊子所指示滑车。

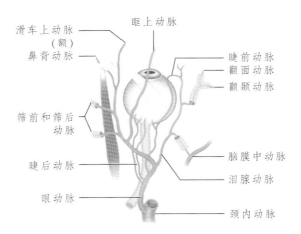

图 5.14　眼眶动脉供血。

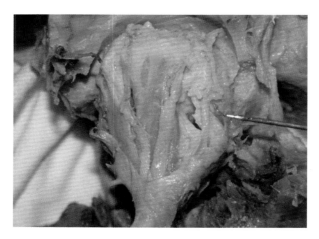

图 5.15   泪腺动脉(指针指向)注意滑车上动脉(绿点所示)和眶上动脉(橙点所示)。

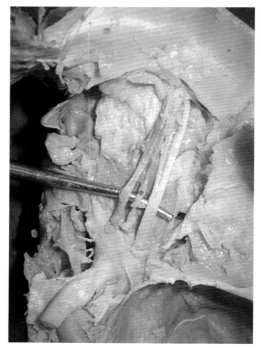

图 5.16   额神经(黄点所示)、眶上动脉(红点所示)、眶上静脉(蓝点所示)。

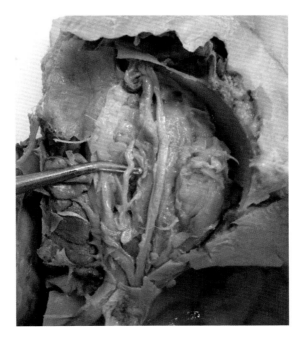

图 5.17　鼻背动脉。

临床相关性:基于以上知识,就很清楚为什么要尽可能地在眼眶上方进行额神经阻滞麻醉。

6.识别提上睑肌(图 5.18)。注意提上睑肌的前部扩张,它呈扇形向外伸展移行为纤维腱膜。此处,节制韧带呈白灰色带穿过肌肉(图 5.19)。

7.翻折提上睑肌,暴露出下面的上直肌(图 5.20)。

8.在节制韧带后方 5mm 处切开提上睑肌(图 5.21 和图 5.22),并将其翻折(图 5.23),观察到神经插入提上睑肌(第Ⅲ脑神经),动眼神经的上支(同时作用于上直肌和提上睑肌)是绕过上直肌还是穿过它?

9.在前方将上直肌的纤维附着体与提上睑肌的下表面分离(图 5.24)。

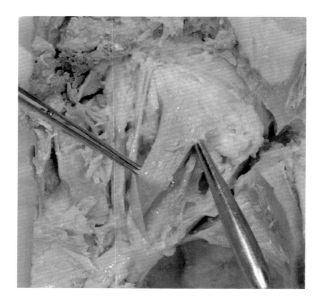

图 5.18　提上睑肌。

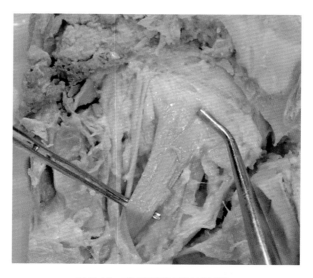

图 5.19　节制韧带(指针所指)。

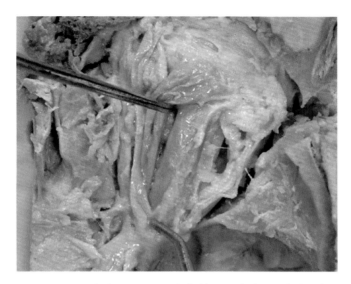

图 5.20　上方指针翻折提上睑肌,下方指针显示总腱环,暴露上直肌(红点所示)。

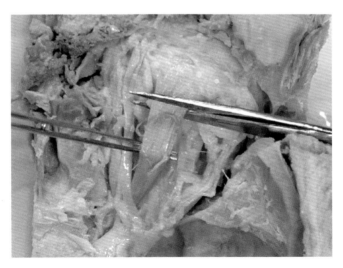

图 5.21　剪刀夹持的是提上睑肌,后方显示节制韧带(蓝点所示)。

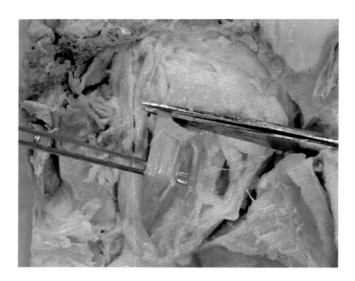

图 5.22　剪断提上睑肌。

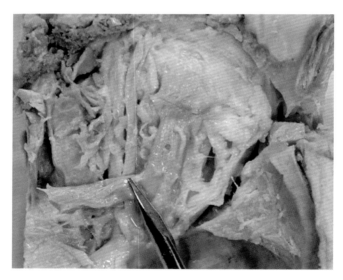

图 5.23　切断并翻折提上睑肌(蓝点所示)。指针示提上睑肌的神经(黄点所示)。注意上直肌(红点所示)。

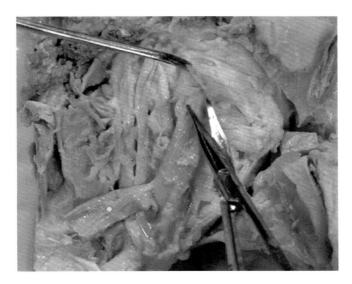

图 5.24　从提上睑肌残端下表面(镊子)切开上直肌的纤维附着物(红点所示)。注意切断和翻折的提上睑肌(蓝点所示)。

临床相关性:在眼前节手术中,当在上直肌束缝线放置时,提上睑肌和上直肌之间的纤维附着物的松解可能是术后发生上睑下垂的一个原因。

中央外科间隙(肌锥)

10.接下来,切开上直肌至球后 5mm 处(图 5.25),并翻折,暴露肌锥内结构。此时必须非常轻柔和小心地去除眶上脂肪(图 5.26)。

11.识别从眶内上方(图 5.27)到眶外侧进入肌锥的眼上静脉(图 5.28 和图 5.29)。

12.识别穿过视神经内侧的鼻睫神经(图 5.30)和眼动脉(图 5.31)。

13.从眶尖处去除硬脑膜,暴露总腱环(图 5.32)。打开总腱环。

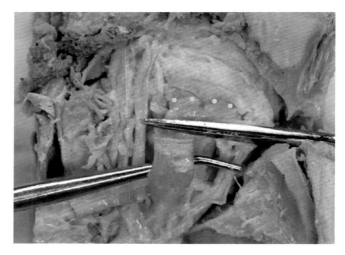

图 5.25 上直肌上方切面(指针上方)位于眼球肌止点后方(蓝点所示)。

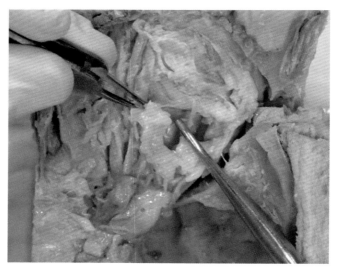

图 5.26 去除肌锥内脂肪(镊子所示)。注意翻折的上直肌(红点所示)。

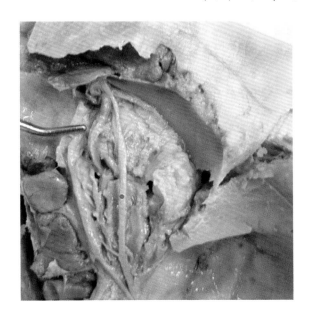

图 5.27 眼上静脉(指针指向),位于鼻上眶前位置。注意额神经(蓝点所示)。

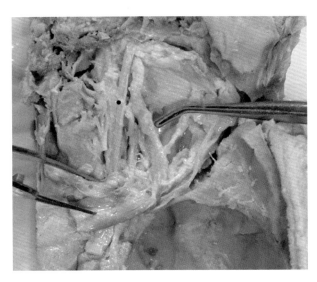

图 5.28 眼上静脉(指针指向)。注意上斜肌(黑点所示),翻折的上直肌(红点所示)和提上睑肌(蓝点所示)。

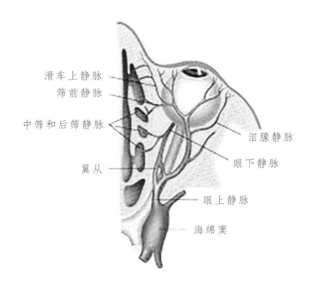

滑车上静脉
筛前静脉
中筛和后筛静脉
翼从

泪腺静脉
眼下静脉
眼上静脉
海绵窦

图 5.29   眼眶静脉供应。

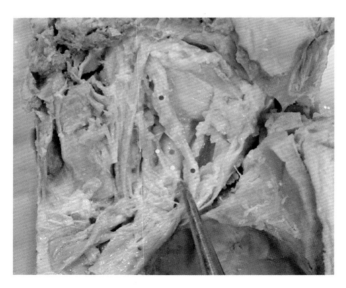

图 5.30   鼻睫神经(指针和黄点所示)穿过视神经(绿点所示)。注意眼上静脉
(紫点所示)。

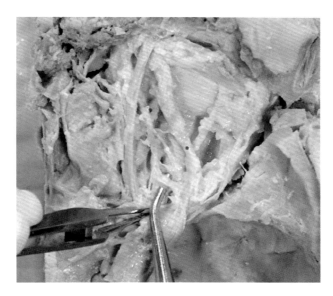

图 5.31　指针示眼动脉。注意鼻睫神经(黄点所示),它向前方和鼻部走行,移行为滑车下神经(橙点所示)。注意眼上静脉(紫点所示)。

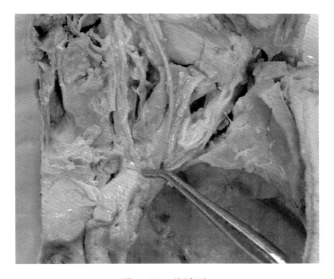

图 5.32　总腱环。

14.沿着动眼神经后的上支,找到它在进入眶前的分叉处(图5.33和图5.34)。

15.回忆一下滑车神经位于海绵窦外侧的走行(图4.12)。沿着上斜肌(图5.35)。识别滑车神经进入上斜肌后上缘(图5.36)。

临床相关性:从这个角度来看,很清楚为什么位于总腱环"外"的上斜肌不受球后阻滞麻醉的影响。

16.注意三叉神经的眼支移行为泪腺神经(图5.37)和额神经从总腱环外侧或者上方进入眼眶。

17.在肌锥内沿着鼻睫神经(图5.39),它经过鼻腔和前部移行成为滑车下神经(图5.8和图5.31)。

临床相关性:

(a)这就很容易理解为什么位于肌锥外的滑车神经、额神经和泪腺神经不受球后阻滞麻醉的影响,而鼻睫神经则会被影响。

(b)眼动脉(图5.31)是眼眶后段的唯一滋养动脉,一旦发生阻塞将会导致灾难性的临床后果。

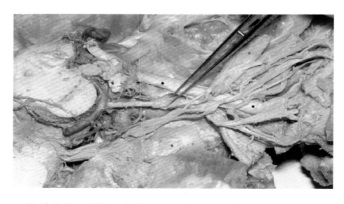

图5.33　海绵窦和右侧眼眶的侧面图。动眼神经(第Ⅲ脑神经)(镊子所示)在海绵窦处,在进入眼眶前分为支配上直肌(红点所示)的上支(黄色–低点所示)和支配下直肌(粉红点所示)的下支(绿点所示)。注意视神经(黑点所示)、眼神经(浅蓝点所示)和眶下神经(深蓝点所示)。

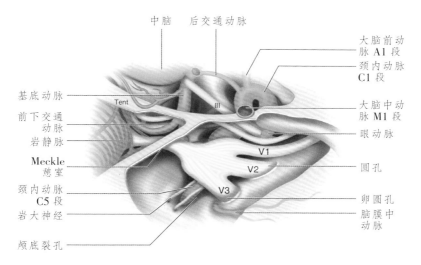

中脑　后交通动脉

大脑前动
脉 A1 段

颈内动脉
C1 段

基底动脉

Tent

III

大脑中动
脉 M1 段

前下交通
动脉

眼动脉

岩静脉

V1

Meckle
憩室

V2

圆孔

颈内动脉
C5 段

V3

卵圆孔

岩大神经

脑膜中
动脉

颅底裂孔

图 5.34　海绵窦。

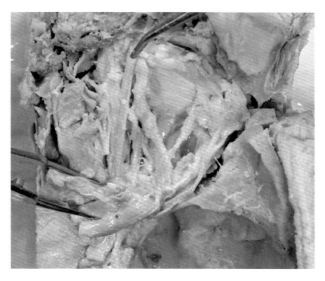

图 5.35　上斜肌(蓝点所示)。前面的指针在滑车附近。

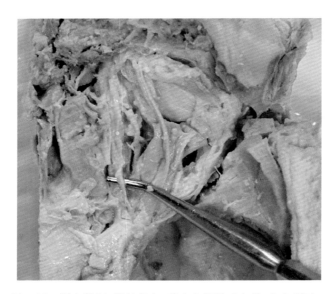

图 5.36 滑车神经(指针指向)进入上斜肌后上缘(蓝点所示)。

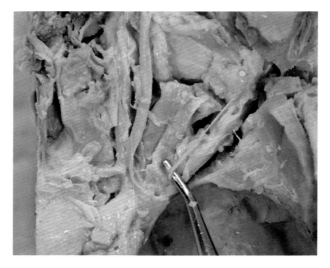

图 5.37 滑车神经(指针指向)进入上斜肌后上缘(蓝点所示)。

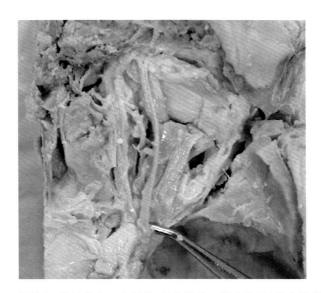

图 5.38　额神经(指针指向)、上斜肌(蓝点所示)、滑车神经(黄点所示)、泪腺神经(橙点所示)均位于总腱环外。

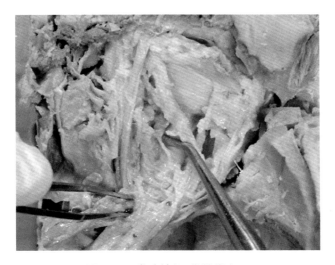

图 5.39　鼻睫神经(指针指向)。

(黎冬平　译)

推荐阅读

[1]Beard C, Quickert M. Anatomy of the orbit. 2nd ed. Birmingham, AL: Aesculapius Publishing Company; 1977. p.23–34. 44–50.

[2]Della Rocca RC, Bedrossian EH, Arthurs BP. Ophthalmic plastic surgery: decision making and techniques. New York: McGraw Hill; 2002. p.211–6. 222–4.

[3]Lemke B, Della Rocca RC. Surgery of the eyelids and orbit an anatomical approach. Norwalk, CT: Appleton and Lang; 1990. p.36–9. 180–2.

[4]Whitnall SE. The levator palpebrae superioris muscle: the attachments and relations of its aponeurosis. Ophthalmoscope. 1914;12:258–63.

[5]Zide M. Jelks G. Surgical anatomy of the orbit . Raven Press New York, 1985. pp.51–57.

第 **6** 章

眼眶:外侧入路

Edward H. Bedrossian, Jr

在本章中,我们将继续从外侧入路解剖眼眶。首先,切除颞肌,暴露颞窝。接下来,颧骨的前蝶突和眼眶外侧壁将被切开,露出外侧眶骨膜。然后,解剖、分离外直肌,将其切断、翻转,并使其进入肌锥。接下来,将仔细解剖和识别肌锥内的结构,如睫状神经节。将提供临床相关性。

软组织及骨移除

1.如图 6.1 的阴影区域所示,将覆盖在外侧额骨(图 6.2)、颧弓(图 6.3)和颞骨颧突(图 6.4)上的皮肤和颞肌切开,并从颞窝(图 6.5)剥离。

2.关注眼眶,在眶周下间隙内,从外侧眶壁和眶底提起眶周及其包含的眼眶组织。

3.如图 6.1 所示,使用锯或取骨器和木槌垂直切割眶外侧壁(图 6.6 和图 6.7)和颞骨(图 6.8 和图 6.9)。

4.移除离体骨(图 6.10),将眶(图 6.11)与中颅窝(图 6.12)分离。

临床相关性:在进行眶外侧切开术时,需要了解眶外侧壁的尺寸及其与中颅窝的关系。

5.仔细切除眶骨膜。

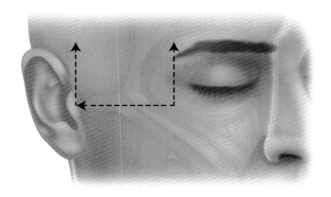

图 6.1　待切除皮肤及颞肌的区域。

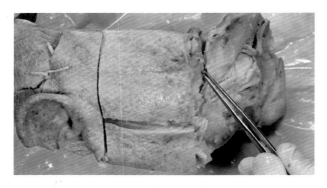

图 6.2　眶外侧缘后垂直切口。

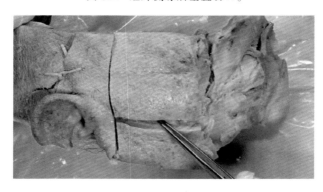

图 6.3　沿颧弓水平切口。

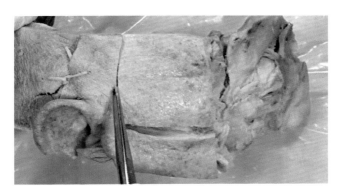

图 6.4　颧弓后垂直切口。

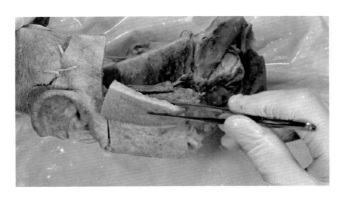

图 6.5　剥离皮肤和颞肌,显露颞窝。

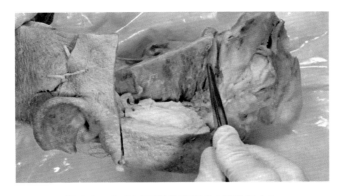

图 6.6　垂直切开眶外壁眶骨(指针指向)。

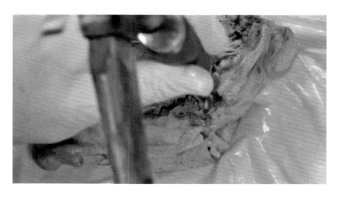

图 6.7　使用锯和木槌垂直切割眶外侧壁。

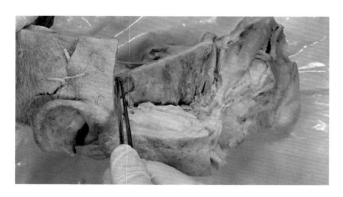

图 6.8　后方切除颞骨的位置(指针指向)。

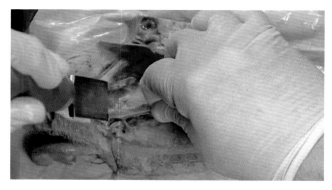

图 6.9　用骨切割机和木槌垂直切开颞骨。

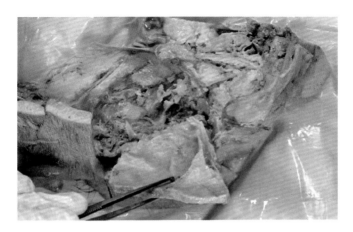

图 6.10 切除剥离的颞骨和蝶骨大翼,将眼眶与中颅窝分离。

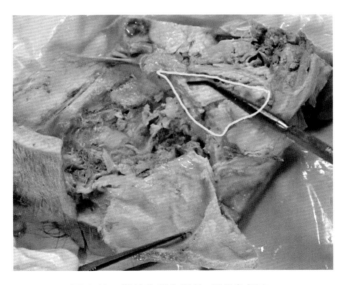

图 6.11 指针位置为眶骨,用蓝色标出。

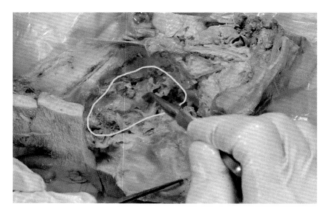

图 6.12　指针位于中颅窝上方,用蓝色标出。

泪腺

6.解剖泪腺(图 6.13)及伴随的动脉、静脉和神经(图 6.14)。注意腺体是被提上睑肌腱膜分成较大的眶部泪腺和较小的睑部泪腺(图 6.15)。

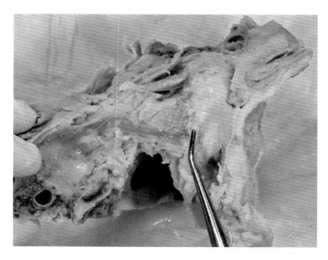

图 6.13　泪腺(蓝点所示)。

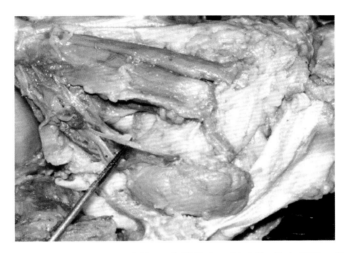

图 6.14　右眼眶上侧区。泪腺神经（指针指向）、泪动脉（粉点所示）、泪静脉（紫点所示）、泪腺（蓝点所示）、提上睑肌（红点所示）、上直肌（绿点所示）、视神经（黄点所示）。

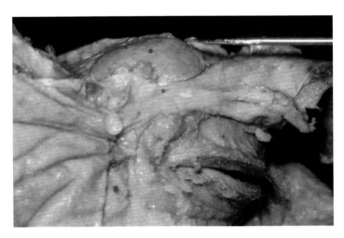

图 6.15　眶部泪腺（深蓝点所示）与睑部泪腺（浅蓝点所示）被提上睑肌腱膜（红点所示）分开。

临床相关性：在进行组织活检时，切取前部的眶部泪腺组织，可有效避免损伤后面伴随的动脉、静脉和神经。

外直肌

7.仔细清理外直肌上下的脂肪(图 6.16)。

8.距其止点后方 5mm 处切开外直肌(图 6.17)，并将其向后翻转，露出展神经的止点(图 6.18)。

9.展神经(CN VI)位于 Zinn 环的内后方。

临床相关性：球后阻滞影响外直肌的原因是明确的。

10.识别并追踪眼上静脉(图 6.19)。注意它如何从鼻前眶开始，穿过视神经，然后位于眶后外侧。

11.非常小心、轻柔地清理球后部和中央手术间隙的脂肪(图 6.20)。

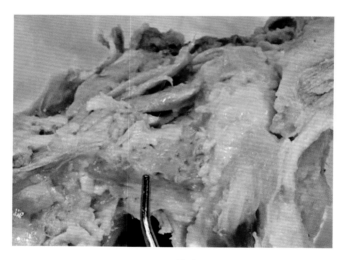

图 6.16　外直肌。

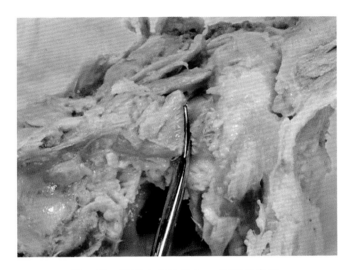

图 6.17 距其止点后方 5mm 切断外直肌。

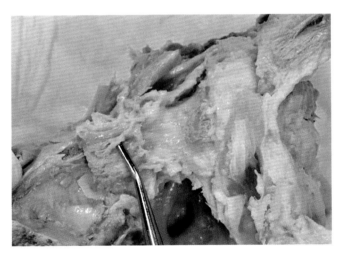

图 6.18 翻转外直肌，显露展神经的止点。

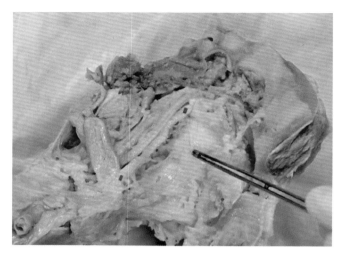

图 6.19 眼上静脉(蓝点之间所示)。指针位于后巩膜上。注意视神经(绿点所示)。

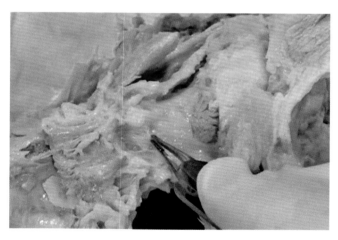

图 6.20 用镊子去除肌锥内的脂肪。

睫状神经

12.可见睫状短神经(图 6.21)。从后面穿过小三角形的睫状神经节(图 6.22 和图 6.23)位于外直肌和视神经之间。

13.鼻睫神经位于眶后方,视神经外侧,但是穿过视神经(图 6.24),在滑车下方的眶内(图 6.25)向前内侧和上方走行变成滑车下神经。

14.在鼻睫神经和神经节之间有感觉神经连接(图 6.26 和图 6.27)。

15.可以发现外侧和内侧长的长后睫神经(图 6.28)从鼻睫神经延伸到眼球,而不经过睫状神经节。

临床相关性:

(a)清楚为什么球后阻滞会影响鼻睫神经,使眼前节麻醉。

(b)在眼眶中外侧手术间隙进行手术时要格外小心,以免损伤睫状神经节和神经。

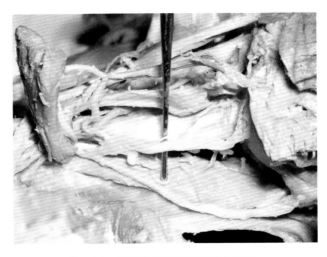

图 6.21　被探针抬高的是睫状短神经。

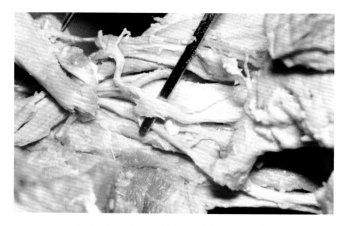

图 6.22　被探针抬高的是睫状神经节。

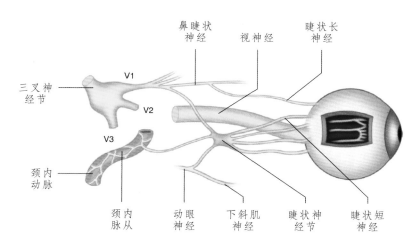

图 6.23　睫状神经节及分支的分布图。

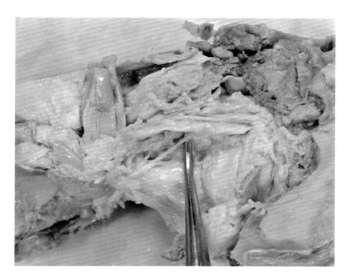

图 6.24　指针尖端经过视神经后位于鼻睫神经下方(黄色圆点所示)。鼻睫神经在滑车前面经过,被称为滑车下神经。

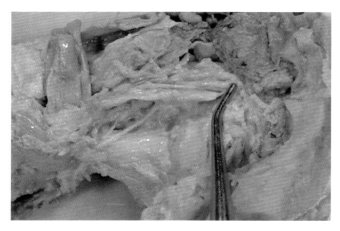

图 6.25　指针在滑车上。

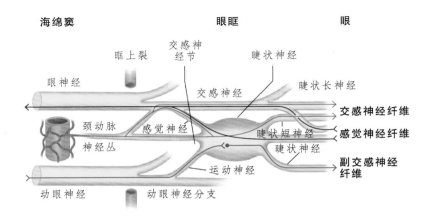

图 6.26   睫状神经节及其感觉、副交感和交感纤维的起源图。

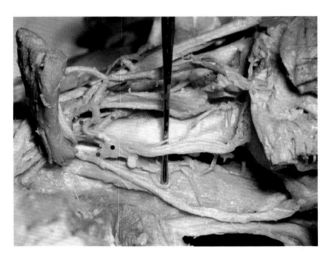

图 6.27   右眼眶侧面视图。注意鼻睫神经、展神经(绿点所示)和睫状神经节 (黑点所示)之间的感觉神经连接(黄点所示)。同时注意从神经到下斜肌、动 眼神经(蓝点所示)到睫状神经节(黑点所示)的副交感神经分支(紫点所示)。 指针在视神经和后睫神经之间。注意眼动脉(红点所示)。

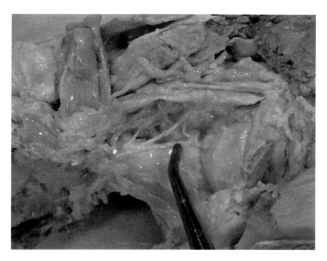

图 6.28　指针指向内侧长睫神经(睫状神经节为黄点所示;鼻睫神经为绿点所示)。

上斜肌

16.识别上斜肌腱的插入点(图 6.29),并注意其与眼球和上直肌的上外侧关系。

临床相关性:了解这个解剖结构,有助于理解上斜肌是如何使眼球下转、内旋及外展。因此,第Ⅳ脑神经麻痹累及上斜肌会使眼球上转、外旋及内转。

下斜肌

17.识别下斜肌腱附着点(图 6.30)。它是唯一不起源于眶尖的眼外肌。它起源于眼眶下壁的前内侧,在骨性泪囊窝的下方。注意下斜肌是如何在下直肌下面穿行的。

临床相关性:了解这个解剖结构,有助于理解下斜肌是如何使眼球上转、内旋及外展的。因此,第Ⅲ脑神经麻痹累及下斜肌神

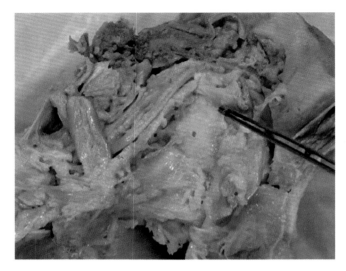

图 6.29　上斜肌腱的止点。蓝点所在近端和远端切开上直肌。红点位于后巩膜。

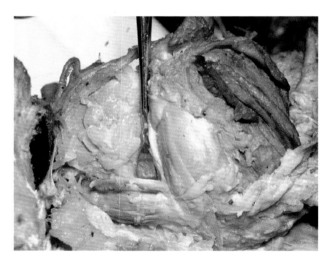

图 6.30　右眼眶的下侧位视图。注意下斜肌(红点所示)、下斜肌腱止点(橙点所示)、下直肌(绿点所示)和下斜肌神经(黄点所示)。

经,使眼球下转、外旋及内转。

18.沿着下直肌的外侧,识别到下斜肌的大神经(图 6.31)。通过进一步的解剖,从下斜神经到睫状神经节,可能有一条携带节前副交感神经纤维的垂直分支(图 6.26 和图 6.31)。

19.识别下直肌的神经(图 6.31)。

眶外侧结节

20.以下结构已从眶外侧结节的节制韧带中剥离,现在应予以识别:

- 外眦肌腱。
- 检查外直肌韧带。
- 泪腺筋膜。
- 眶上节制韧带。
- 提上睑肌内外侧角。
- 洛克伍德悬韧带。

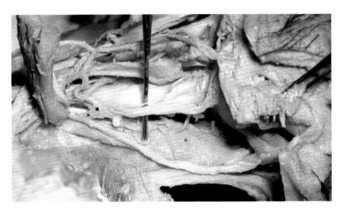

图 6.31　下斜肌的神经(黄点所示)。注意下斜肌(绿点所示),下直肌(红点所示),到下直肌的神经(蓝点所示)和副交感神经分支(紫点所示),从神经到下斜肌,携带副交感纤维到睫状神经节(黑点所示)。指针在视神经和后睫神经之间。

(焦峰　译)

推荐阅读

[1]Beard C, Quickert M. Anatomy of the orbit. 2nd ed. Birmingham, AL: Aesculapius Publishing Company; 1977. p.34–43.

[2]Della Rocca RC, Bedrossian EH, Arthurs BP. Ophthalmic plastic surgery: decision making and techniques. New York: McGraw Hill; 2002. p.219–20.

[3]Lemke B, Della Rocca RC. Surgery of the eyelids and orbit an anatomical approach. Norwalk, CT: Appleton and Lang; 1990. p.289–95.

[4]Lockwood CB. The anatomy of the muscles, ligaments and fascia of the orbit, including an account of the capsule of tenon, the check ligaments of the recti and suspensory ligament of the eye. J Anat Physiol. 1886;20:1–26.

[5]Zide M, Jelks G. Surgical anatomy of the orbit. New York: Raven Press; 1985. p.47–50,57.

第 **7** 章

鼻旁窦与泪道引流系统

Edward H. Bedrossian,Jr

　　本章将首先检查额窦、上颌窦、蝶窦和筛窦,然后解剖泪囊和鼻泪管。了解眼眶、鼻旁窦和泪道引流系统的三维解剖关系对临床手术和诊断具有重要意义。

鼻旁窦

　　1.检查鼻腔(图 7.1)。如果你标本的鼻中隔完整(图 7.2),则需要将其移除(图 7.3),以便研究鼻腔外侧壁。移除的中隔部分是筛骨垂直板向前延伸的软骨。

　　2.鼻腔外侧壁可见下鼻甲(图 7.4)、中鼻甲(图 7.5)、上鼻甲(图 7.6)。对应的鼻道以形成其顶部的鼻甲命名。例如,鼻底和下鼻甲之间的鼻道称为"下"鼻道。鼻甲骨较薄,几乎完全气化,并且被鼻黏膜覆盖。骨性下鼻甲附着在上颌窦的内侧壁上。中鼻甲和上鼻甲是筛骨露出的结构。

　　3.偶见第四鼻甲或"最上"鼻甲(图 7.7)。

　　临床相关性:当用鼻内镜检查鼻腔时,自然倾向于向上观察中鼻甲和下鼻甲之间的中鼻道。然而,当患者坐在检查椅上时,要检查下鼻道,必须小心将鼻内镜平行于地面轻轻旋转到内前后轴方向,这种操作会让患者有明显的不适感。

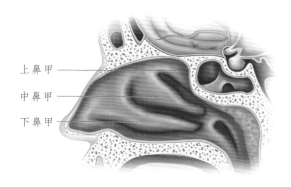

上鼻甲

中鼻甲

下鼻甲

图 7.1　鼻道示意图。这张鼻腔外侧壁的内侧示意图显示了上鼻甲、中鼻甲和下鼻甲。

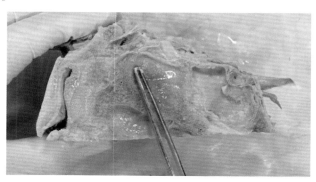

图 7.2　指针所示为完整鼻中隔。

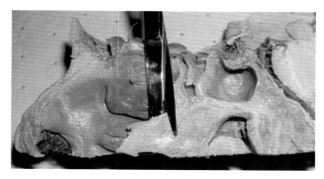

图 7.3　切断鼻中隔。

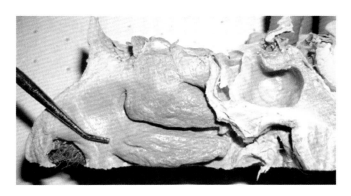

图 7.4　指针指向下鼻甲。下鼻道是下鼻甲下方的间隙(黄点所示)。

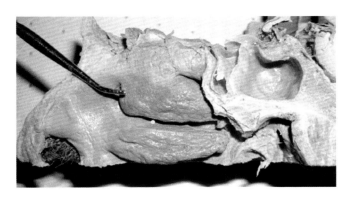

图 7.5　指针指向中鼻甲。中鼻道是中鼻甲下方的空隙(黄点所示)。

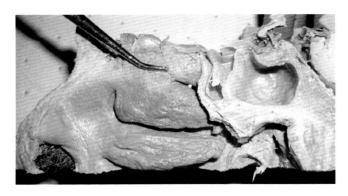

图 7.6　指针指向上鼻甲。上鼻道是上鼻甲下方的空隙(黄点所示)。

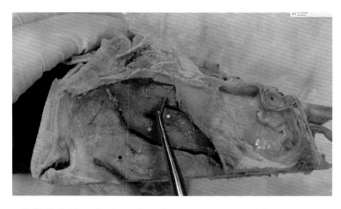

图 7.7 　指针指向最上鼻甲。注意下鼻甲(黑点所示)、中鼻甲(绿点所示)和上鼻甲(蓝点所示)。

　　4.在下鼻甲前部下方,前鼻孔后约 3cm 处,定位 Hasner 瓣,即鼻泪管末端(图 7.8 和图 7.9)。

　　5.在中鼻甲下方的位置,引流额窦和前组筛窦的鼻额管中止于此处(图 7.9)。上颌窦及中后组筛窦通过单独的窦口引流于中鼻道(图 7.10)。

额窦

　　6.在你的标本上,额窦(图 7.11)可能被切开,也可能不被切开。如果是,尝试找到引流额窦进入中鼻道的开口(图 7.12)。

　　临床相关性:出生时可以看到额隐窝(前上中鼻道)的漏斗坑,表明额窦开始发育,但直到 6 岁才能看到 X 线证据。

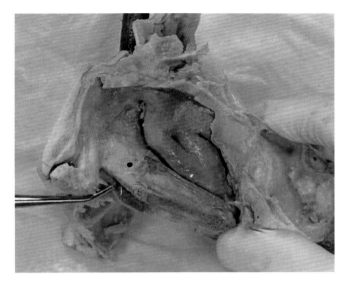

图 7.8　探针指向下鼻甲下方(黑点所示),穿过鼻泪管末端 Hasner 瓣膜。

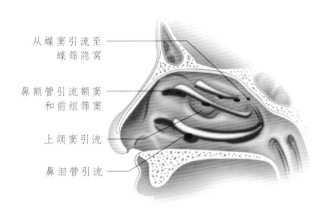

图 7.9　鼻窦引流的路径图。

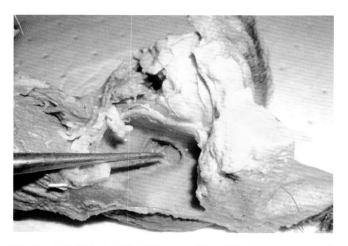

图 7.10　探针指向上颌窦的开口。上颌窦的侧壁和底板已被切除。

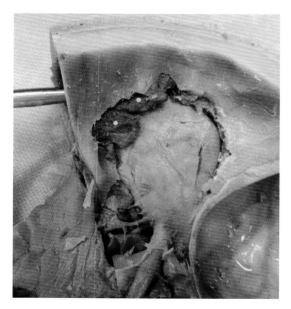

图 7.11　探针位于大额窦内。圆点所示为额窦黏膜。

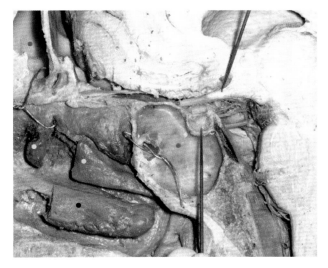

图 7.12　额窦和蝶窦。左上方的探针标志着引流额窦(深蓝色圆点所示)进入中鼻道上部和前部的开口。中鼻甲(淡蓝色圆点所示)已被部分移除,暴露出中鼻道。黑点在下鼻甲。中央线标出蝶窦开口(深绿色圆点所示),进入上鼻甲下方的鼻后上段(浅绿色圆点所示)。右上角可见视交叉。从下方指针处可以看到垂体窝。

上颌窦

7.把注意力转向上颌窦。注意衬于该窦和所有鼻窦的薄黏骨膜(图 7.13)。

临床相关性:

(a)注意内侧壁上高处的开口,这是胚胎从鼻腔外翻的地方。

(b)在功能上,宿主的黏骨膜上有一层纤毛,纤毛以一种有组织的方式将黏液和异物颗粒推向口部。

8.上牙根像浮雕一样矗立在上颌窦底部,但在制备的标本中可能见到,也可能看不到。

临床相关性：

（a）上颌窦底直到 12 岁，当所有恒牙都掉下来时，才达到成人水平形态(乳牙脱落，恒牙长出来)。

（b）因上牙在牙科治疗而感染上颌窦炎和继发性眶蜂窝织炎的情况极少。

9.值得注意的是，骨性鼻泪管是上颌窦内侧壁的局部向前、下和外侧扩张(图 7.14)。

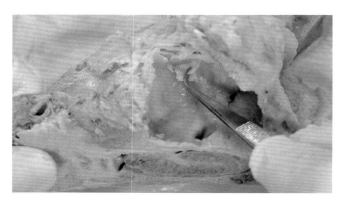

图 7.13　上颌窦黏骨膜切除术。

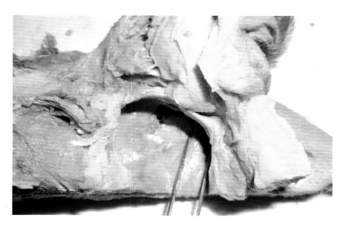

图 7.14　钳子在骨性鼻泪管道内。

筛窦

筛窦应该被认为是一个含有多个大泡的盒子(图 7.15),与指纹一样可变。只有筛窦外侧壁(眼眶)是恒定的。

10.在上鼻道内,中鼻甲和上鼻甲之间(图 7.6),剥离鼻黏膜,然后用探针刺入筛窦,向外推进,直到眼眶内侧壁穿孔(图 7.16)。

临床相关性:筛窦骨质薄如纸板的结构,使其容易受到手术和钝性创伤的影响,也容易受到感染性和恶性过程的影响。

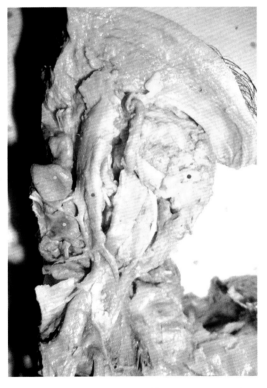

图 7.15　右侧筛窦及眼眶上方。蓝点处为筛泡,红点处为上斜肌,黄点处为滑车神经,绿点处为泪腺。

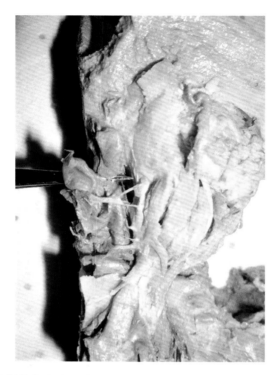

图 7.16　右侧筛窦及眼眶。探针从上鼻道延伸至筛窦,穿破薄的眶内侧壁(红点所示)入眼眶内。

蝶窦

11.蝶窦(图 7.12 和图 7.17)位于鼻腔最上部的后方,并开口于上鼻道内的蝶筛隐窝。蝶窦代表蝶骨体的气化,有时可延伸至蝶翼。

临床相关性:内镜下经蝶窦入路用于视神经管减压和垂体瘤手术。

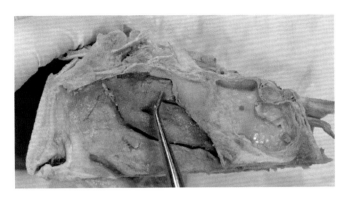

图 7.17 蝶窦(绿点所示),垂体腺/颅窝(红点所示)。探针在蝶筛隐窝附近的上鼻甲上。

泪道引流系统

12.鼻泪管(图 7.18)可以看作是上颌窦内侧壁的后方、下部和侧向的隆起(图 7.14)。去除覆盖鼻泪管上方的黏膜(图 7.19),逐段去除上颌骨暴露膜性管道(图 7.20)。

13.创建一个向下至泪前嵴的切口(图 7.21),并继续切开至内眦韧带上方 1cm。

14.将所有软组织从泪囊窝骨膜下剥离(图 7.22 和图 7.23)。

15.以暴露的鼻泪管为起点,解剖泪囊前部,不含眼轮匝肌(图 7.24 和图 7.25)。切除软组织必须是无张力的。

16. 进一步切除泪前嵴和骨性鼻泪管暴露整个膜性鼻泪管系统(图 7.26)。

17.用 #11 刀片在泪点处垂直切开睑缘(图 7.27),以显示泪小管垂直部和壶腹部。

18.尝试将探针穿过小管进入泪囊(图 7.28)。

19.用 #11 刀片"打开"泪小管(图 7.29),并显示泪总管(图 7.30)。

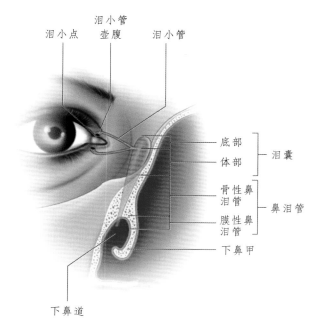

图 7.18　泪道排泄系统的示意图。

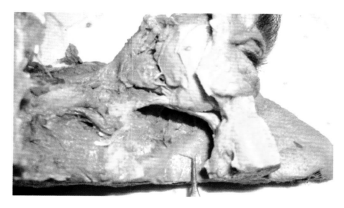

图 7.19　去除覆盖鼻泪管上方的上颌窦黏膜。

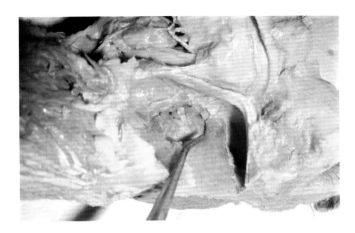

图 7.20　部分切除上颌骨暴露膜性鼻泪管。

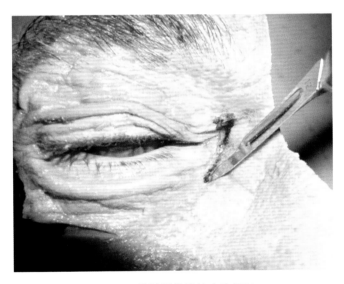

图 7.21　暴露泪前嵴的皮肤切口。

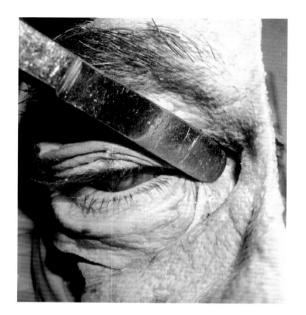

图 7.22　剥离软组织暴露泪前嵴。

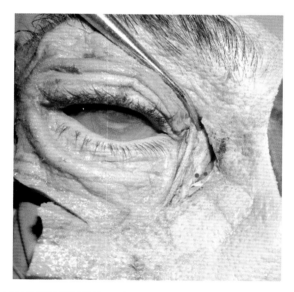

图 7.23　切开骨膜暴露泪前嵴(蓝点所示)。探针拉开皮肤暴露泪囊(绿点所示)。

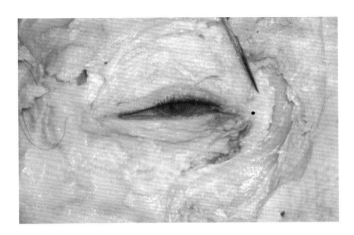

图 7.24 泪囊底部位于内眦韧带(黑点所示)上方。

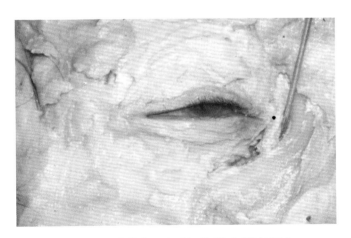

图 7.25 泪囊体位于内眦韧带(黑点所示)下方。

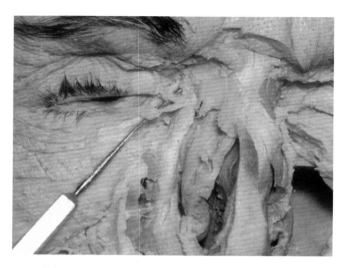

图 7.26 去除软组织和骨质,暴露膜性鼻泪管的引流系统。探针位于上、下泪小管下。

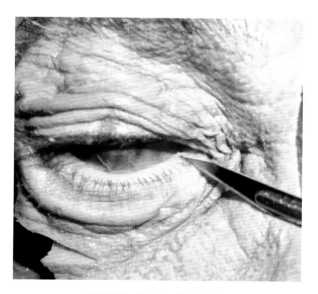

图 7.27 泪小点垂直切开。

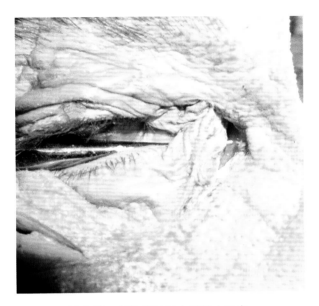

图 7.28　探针穿过泪小管进入泪囊。

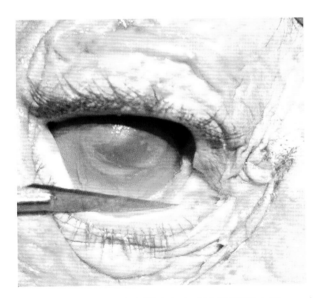

图 7.29　#11 刀片在泪小点内，以"打开"泪小管。

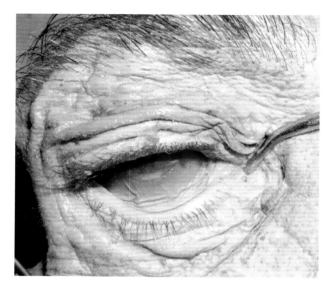

图 7.30　泪总管。

临床相关性：水平泪小管切开术通常是治疗泪小管病所必需的。

20.接下来，将探针放在骨性泪囊窝内(图 7.31)，并穿过骨性泪囊窝确认其在中鼻道区域的出口，中鼻甲前面(图 7.32)。

临床相关性：在进行泪囊鼻腔吻合术(DCR)时，理解这一三维解剖结构是很重要的，因为这是从骨性泪囊窝进入鼻腔的部位。有时，需要进行中鼻甲前端部分切除术，以防止肥大的中鼻甲阻塞泪囊鼻腔吻合口。

21.将探针置于骨性鼻泪管下方(图 7.33)，确认其下鼻甲下方的出口(图 7.34)。注意泪囊窝是向下、向后和稍向外走行的。其稍侧方走行因个体骨骼差异而有所不同。在图 7.33 中，泪囊窝走行是向下、向后和稍向内。

临床相关性：在儿童患者中识别泪道探针或取回泪道插管时，对该三维解剖结构的了解非常重要。

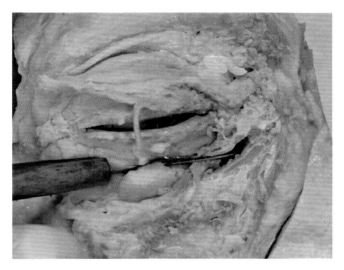

图 7.31 探针在骨性泪囊窝内。

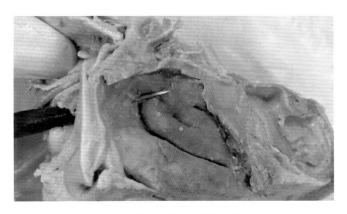

图 7.32 探针出中鼻道区域,中鼻甲(绿点所示)前方。

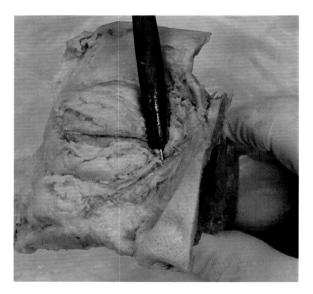

图 7.33　探针在骨性鼻泪管内。

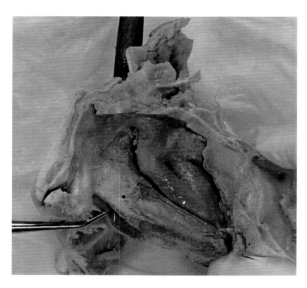

图 7.34　探针(探针头端所示)从下鼻甲下方露出。

（谢杨杨　张将　译）

推荐阅读

[1]Beard C, Quickert M. Anatomy of the orbit. second ed. Birmingham, AL: Aesculapius Publishing Company; 1977. p.15–7.

[2]Bedrossian EH Jr. The lacrimal system. In: Tasman W, Jaeger E, editors. Foundations of clinical ophthalmology, vol. 1. Philadelphia: Lippincott; 1996. p.1–16.

[3]Jones LT. Anatomy of the tear system. Int Ophthalmol Clin. 1973;13:3.

[4]Jones LT, Wobig JL. Surgery of the eyelids and lacrimal system. Birmingham, AL: Aesculapius Publishing; 1976. p.7–9. 67–70.

[5]Tanenbaum M, McCord C Jr. Lacrimal drainage system. In: Tasman W, Jaeger EA, editors. Duane's ophthalmology, Vol. 4. Philadelphia: Lippincott Williams & Wilkins; 2007.

索　引